养老护理员
照护技能教程

主编 ◆ 王小慈　邢凤梅

YANGLAO HULIYUAN

ZHAOHU JINENG JIAOCHENG

中国协和医科大学出版社

北　京

图书在版编目(CIP)数据

养老护理员照护技能教程/王小慈,邢凤梅主编.—北京:中国协和医科大学出版社,2022.10

ISBN 978-7-5679-2053-8

Ⅰ.①养… Ⅱ.①王… ②邢… Ⅲ.①老年人护理学－职业培训－教材 Ⅳ.①R473

中国版本图书馆 CIP 数据核字(2022)第 179035 号

养老护理员照护技能教程

主　　编:王小慈　邢凤梅
策　　划:朱志祥
责任编辑:许进力　杨小杰
封面设计:蔡丽丽
责任校对:张　麓
责任印制:张　岱

出版发行:中国协和医科大学出版社
　　　　　(北京市东城区东单三条 9 号　邮编 100730　电话 010－65260431)
网　　址:www.pumcp.com
经　　销:新华书店总店北京发行所
印　　刷:廊坊市祥丰印刷有限公司
开　　本:787mm×1092mm　1/16
印　　张:13.75
字　　数:330 千字
版　　次:2022 年 10 月第 1 版
印　　次:2022 年 10 月第 1 次印刷
定　　价:68.00 元

ISBN 978-7-5679-2053-8

编者名单

主　编　王小慈　邢凤梅

副主编　付春丽　李　娜　欧阳青　赵　淼

编　者（以姓氏笔画为序）

马　悦　曹妃甸职业技术学院

王小慈　曹妃甸职业技术学院

王婧宇　曹妃甸职业技术学院

付春丽　曹妃甸职业技术学院

邢凤梅　华北理工大学

任　鹤　曹妃甸职业技术学院

李　娜　唐山职业技术学院

杨可娜　曹妃甸职业技术学院

沈爱苹　曹妃甸职业技术学院

张　茹　唐山市人民医院

欧阳青　中国老年学和老年医学学会保健康复分会

赵　萍　辽宁中医药大学杏林学院

赵　淼　南阳理工学院

贾浩洋　北京中医药大学东方学院

靳岩鹏　河北北方学院

前　言

当前,我国已经进入人口老龄化快速发展阶段。积极应对人口老龄化,加快发展养老服务业,不断满足老年人持续增长的养老服务需求,是全面建成小康社会的一项紧迫任务。近年来,我国养老服务业快速发展,以居家为基础、社区为依托、机构为支撑的养老服务体系初步建立,老年消费市场初步形成,老龄事业发展取得显著成就。但我国养老护理教育水平与发达国家和地区还存在一定的差距,且通过正规训练上岗的养老护理人员短缺,不能满足发展养老服务产业的需求。

为了进一步加强养老护理(医疗照护)专业人才培养,提高养老护理员的业务能力,本教材以"国家养老护理员职业标准"为依据,以"职业技能培训、岗位技能培训"需求为导向,紧扣养老护理员的培养目标和要求,结合目前老年服务业的发展趋势,根据各级养老机构的反馈意见,在坚持教材内容通用性、普遍性的基础上,适当兼顾内容的差异性需求,合理组织教材结构,内容突出实用性、可操作性,为养老护理服务人员从事老年人康复护理工作奠定基础。

本书包含16章,涉及养老护理员需要掌握的初、中、高级实践技能,分别从养老护理相关的法律知识、基础知识、实践技能操作、老年人相关的生理和心理护理、职业特点和安全及养老机构相关的管理知识等方面进行阐述,各章着重介绍相关专业理论知识和操作技能,理论性与实操性兼具,能有效帮助养老护理员提升岗位技能。考虑到被培训者的实际水平,本书采用通俗易懂的科普化语言、图文并茂,增强教材的可读性,便于学员学习和领会。此外,本书还注重行业发展的新知识、新理念、新方法和新技术,努力提高教材的先进性。

本书主要适用于养老护理员培训,也可作为养老服务相关人员继续教育、老年护理机构的从业人员参考用书。由于养老护理行业的内容不断拓展,养老护理相关的标准、规范、技术等不断改进,本书在编写过程中或许存在疏漏不妥之处,恳请各位养老护理员培训教师和学员们斧正,读者谅察,慧予雅正!

王小慈　邢凤梅

2022 年 10 月

目　录

第1章　养老护理员职业认识与法律法规

【纲要概览】　养老护理员是从事老年人生活照料、护理服务的人员,是养老服务的主要提供者,是养老服务体系的重要支撑和保障,是解决家庭难题、缓解社会问题、促进社会和谐的重要力量。养老护理员国家职业技能标准是指导养老护理员培养培训、开展职业技能等级认定和规范养老护理职业行为的基本依据。提高养老护理员职业认知水平,可促进护理实践质量的提高。

第一节　职业要求及职责

【案例导入】　王某,女,72 岁,诊断为"支气管扩张",林某,女,65 岁,诊断为"慢性阻塞性肺疾病",养老护理员小李同时护理两位老年人。王某病情较轻,小李却照护无微不至;而对待林某则仅完成基本的照护工作。原因是王某社会关系和人脉广,小李想给丈夫找个合适的工作。养老护理员小李在照护过程中应如何纠正自身的行为?

【问题评估】　养老护理员在照护老年人过程中没有做到一视同仁。

【工作思考】　面对不同阶层、不同地位的老年人,应如何做到一视同仁?

【工作与学习目标】

1. 熟悉养老护理员应具备的职业道德规范和职业守则。
2. 掌握养老护理员在工作中应遵守的职业守则。

一、基础知识

1. 定义　职业规范和职业守则是指医院对养老护理员在护理照护岗位上应具备的教育程度、工作经验,知识、技能、体能和个性等综合要求;是对其劳动行为素质要求等所做的统一规定和所从事工作的岗位标准。

2. 目的　通过学习和培训,使养老护理员能够恪守职业规范和职业守则,提高养老护理员的职业技能和照护能力,并能够体现在照护老年人的过程中,提升照护质量,使老年人安全、舒适、满意。

二、实 施 要 点

1. 给予老年人基本生活照顾,如协助老年人洗手,并用流动水冲洗后擦拭干净(图 1-1,图 1-2)。

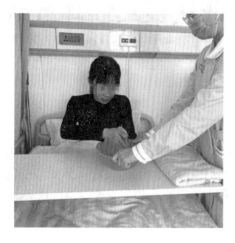

图 1-1　协助洗手

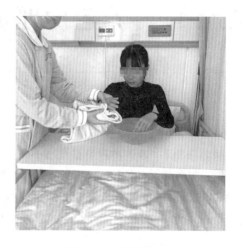

图 1-2　协助擦洗

2. 协助行动不便的老年人坐起活动或在床旁活动,注意掌握节力原则,保证老年人安全,避免意外的发生(图 1-3,图 1-4)。

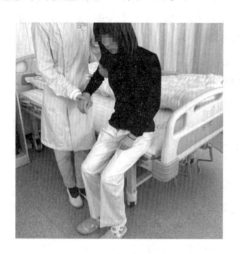

图 1-3　协助下床

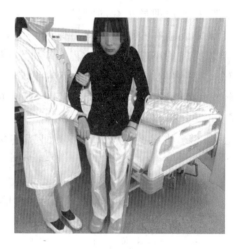

图 1-4　协助活动

3. 协助老年人进食进水。饮食注意卫生,瓜果要洗净,饮水注意水温适宜,一般为 20～30℃,热饮避免用吸管,防止烫伤(图 1-5,图 1-6)。

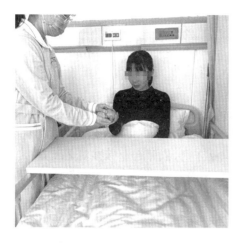

图 1-5　协助进食

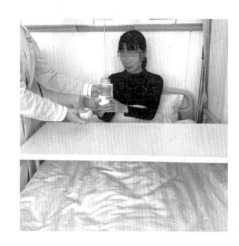

图 1-6　协助饮水

4. 对老年人进行卫生照护。剪指甲、整理头发,使老年人保持清洁舒适(图 1-7,图 1-8)。

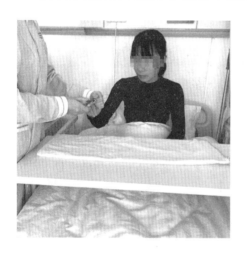

图 1-7　修剪指甲

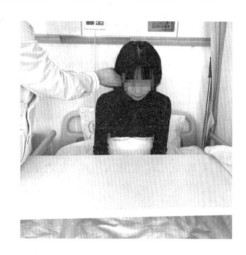

图 1-8　整理头发

三、安 全 提 示

1. 照护过程中,操作规范,保护老年人安全。

2. 慎言守密,保护老年人隐私。

3. 关心尊重老年人,不与老年人争吵,防止纠纷和隐患发生。

4. 注意事项

(1)对待老年人一视同仁,平等相待。

(2)工作认真严谨,有慎独精神。

(3)遵纪守法,不谋私利。

(4)语言文明,运用良好的沟通技巧。

(5)严格遵守职业规范和职业守则。

四、本 节 小 结

职业规范和职业守则是养老护理员照护老年人的必备知识之一,是养老护理员从护理照护工作的有力保证。本节内容着重描述了养老护理员职业规范和职业守则的要点,期望通过本节内容的学习,养老护理员能够遵循职业规范和职业守则,依照行业标准对老年人进行护理照护,从各方面严格要求和约束自我,这对强化服务意识及职业责任,提高服务质量及职业技能,保证照护老年人的安全和舒适,以及提高老年人满意度等有重要意义。

 练一练

单选题

1. 下列哪项说法是错误的(　　)

　　A. 在照护老年人过程中要做到一视同仁

　　B. 要关心尊重老年人,不与老年人争吵

　　C. 要对老年人进行卫生照护,保持清洁舒适

　　D. 护理员只需完成本职工作,不必理会老年人情绪变化

2. 协助老年人洗手水温应为(　　)℃

　　A. 45　　　　　　B. 37　　　　　　C. 60　　　　　　D. 30

3. 下列哪种情况下养老护理员需要洗手(　　)

A. 为老年人刷牙前　　B. 为老年人喂饭前　　C. 协助老年人排便后　　D. 以上全部

第二节　沟 通 技 巧

【案例导入】　范某,女,68岁,诊断为"脊髓损伤,高位截瘫",养老护理员小王负责照护,范某由于无法接受失去自理能力,心情焦虑不安,小王开导她"这个病的结果就是这样,任何锻炼和治疗都很难恢复,只能接受现实好好生活下去"。养老护理员小王在照护过程中应如何正确运用沟通技巧与老年人交流呢?

【问题评估】　养老护理员缺乏与特殊疾病老年人的沟通技巧。

【工作思考】

1. 养老护理员与老年人的沟通存在哪些问题?

2. 应该如何正确与老年人进行沟通?

【工作与学习目标】

1. 熟悉沟通的基本知识。

2. 掌握与老年人沟通的正确方法和技巧。

一、基 础 知 识

1. **概念**　沟通技巧是指人具有收集和发送信息的能力,能通过书写、口头与肢体语言等媒介,有效和明确地向他人表达自己的想法、感受与态度,亦能较快地、正确地解读他人的信息,从而了解他人的想法感受与态度。沟通技巧涉及许多方面,如简化运用语言、积极倾听、重视反馈、控制情绪等。

2. **目的**　通过学习沟通技巧,并运用到照护老年人的过程中,与老年人建立信任关系,取得老年人的配合,使老年人心情舒畅和愉悦,有利于疾病康复。

3. **安全提示**

(1)及时发现老年人的情绪问题,有异常及时通知护士。

(2)照护过程中认真观察老年人的心理反应,警惕有自杀倾向的老年人,防止意外发生。

(3)照护恶性肿瘤老年人或病情预后差的老年人要注意保密,避免与老年人谈及病情问题。

4. **注意事项**

(1)尊重老年人,取得老年人的信任是良好沟通的前提。

(2)沟通前评估和了解老年人的基本情况及心理,避免盲目沟通。

(3)适当应用非语言性沟通及倾听技巧。

二、基本方法和技巧

1. **鼓励患者主动表达**　养老护理员与老年人交谈时应尽量鼓励老年人自行选择话题,倾听且引导老年人诉说,切勿打断。老年人通过诉说,不仅可以调节情绪,还可以提升自尊,增强其自我价值感。

2. **加强人文关怀,运用影响技巧**　不要试图用说理的方式来说服老年人,或者就此纠正他的想法,这样反而会阻碍老年人的表达,应尽量用影响的方式改变老年人。

3. **采用开放式的交流**　养老护理员在询问老年人时,尽可能不采用封闭式问句,如"是"或"不是"的问法,而应使用开放式问句,如"你认为呢?",以收集更翔实、广泛的资料。互动中,给予立即反馈,以鼓励老年人更多地表达。

4. **把握语言环境**　语言环境的构成,一是主观因素,它包括使用语言者的身份、思想、职业修养、性格、心情、处境;二是客观因素,它受语言的时间、地点、场合、对象等客观因素的制约。应创造一种积极的氛围促进有效沟通。

5. **评估、了解沟通对象**　养老护理员沟通的对象,通常包括老年人、老年人家属、护士、医生等。养老护理员应根据老年人或其他人员的知识水平、理解能力、性格特征、心情处境,以及不同时间、场合的具体情况,选择老年人易于接受的语言形式和内容进行交流沟通。

6. **运用语言和非语言交流**　俗话说"良言一句三冬暖,恶语伤人六月寒",充分说明了语言艺术的魅力和作用。应以高雅脱俗的言谈、诚挚温馨的笑容、亲切谦逊的态度、庄重稳健的举止,构成护理语言、非语言性沟通系统。非语言性沟通要适当运用肢体语言和把握好沟通距离,肢体语言主要指仪表姿态、面部表情、目光交流、手势触摸等。

7. 建立彼此信任和尊重 信任是人际关系的重要内容,也是老年人授权养老护理员对其进行照护工作的先决条件,更是有效沟通的前提。养老护理员具备基本的照护知识和技能,是获得信任和尊重的关键。同时养老护理员在照护过程中也要尊重老年人和家属,为老年人提供优质服务,工作积极主动,说话通情达理,随叫随到,认真负责。

三、相关知识链接

1. 行为语言 行为是配合有声语言、辅助有声语言,有时可以代替有声语言的一种行之有效的示意方法,是人们从古至今表达思想、传播信息的一种工具,因而也是一种语言。早在查尔斯·达尔文开始研究肢体语言之前,1872 年他就曾写过一篇题为《人和动物情感表达》的文章。他认为能读懂肢体语言对学习和工作都很有用。国际上著名的心理分析学家、非口头交流专家朱利乌斯·法斯特曾写道:"很多动作都是事先经过深思熟虑,有所用意的,不过也有一些纯属于下意识。比如说,一个人如果用手指蹭蹭鼻子下方,则说明他有些局促不安;如果抱住胳膊,则说明他需要保护。"

2. 暗示效应 是指在无对抗的条件下,用含蓄、抽象诱导的间接方法对人们的心理和行为产生影响,从而诱导人们按照一定的方式去行动或接受特定的意见,使其思想、行为与暗示者期望的目标相符合。所谓的暗示是指人或环境以非常自然的方式向个体发出信息,个体无意中接受了这种信息,从而做出相应的反应的一种心理现象。巴甫洛夫认为暗示是人类最简化、最典型的条件反射。

四、本节小结

沟通技巧是养老护理员照护老年人的必备知识之一。本节内容着重描述了养老护理员的沟通技巧要点,期望通过本节内容的学习,养老护理员能够与老年人之间建立一种信任关系,在照护老年人的过程中取得老年人的配合,增强与老年人之间的感情,使养老护理员更加有信心地为老年人服务,同时也对养老护理员的形象及人际关系的处理有所提升。养老护理员应注意在不同的环境中,运用不同的交流方式,注意语言性沟通与非语言性沟通的巧妙运用,随机应变。掌握与不同老年人之间的沟通技巧——语言规范,态度亲切,表情自然,距离适度等,在使老年人心情舒畅和愉悦、促进疾病康复、提高照护老年人的满意度等方面具有重要意义。

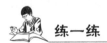 练一练

判断题(正确的用√表示,错误的用×表示)

1. 照护恶性肿瘤老年人或病情预后差的老年人要注意保密(   )

2. 与老年人交流时,如果他有说得不对的地方一定要立刻纠正他(   )

3. 与老年人互动时,要给予立即反馈,以鼓励老年人更多地表达(   )

第三节　护理院(站)、护理中心、医养结合机构等相关规章制度

【案例导入】　史某,男,78 岁,诊断为"胰腺炎",养老护理员小王负责照护。晚上 9 点该老年人输液结束,小王见夜班护士工作繁忙,就自行为其拔除了输液的针头并将输液袋和输液器扔进了病房的生活垃圾桶内,被正在巡视病房的护士发现。养老护理员小王在照护过程中应遵循哪些规章制度呢?

【问题评估】　养老护理员不能自行为老年人拔除输液的针头。

【工作思考】

1. 养老护理员虽然工作积极,但存在什么问题?

2. 正确的做法是什么?

【工作与学习目标】

1. 熟悉护理院(站)、护理中心、医养结合机构等相关规章制度。

2. 掌握养老护理员的工作流程。

一、基 础 知 识

1. **概念**　护理院(站)、护理中心、医养结合机构等相关规章制度是对养老护理员所从事的护理照护工作的职责和工作任务进行的规定,其目的是明确工作内容和范围,使工作井然有序,有利于提高工作效率和质量,使老年人得到周到、满意的服务。

2. **目的**　通过学习及明确养老护理员岗位职责及护理院(站)、护理中心、医养结合机构等相关规章制度,最大限度地实现养老护理员照护工作规范,使流程明确、有章可循,从而提高养老护理员的职业技能和照护能力,提升照护效率和工作质量,减少不良事件的发生,使老年人安全、舒适、满意。

3. **养老护理员职责**

(1)病房护理员在护理部的领导、陪护中心护士长、科室护士长及护士的指导下进行工作。

(2)认真执行医院及陪护中心的各项规章制度,着工作服,持证上岗。

(3)仪表端庄大方,对待患者如亲人,态度和蔼,工作热情、细致、周到,坚守岗位,按时交接班。

(4)负责患者的生活起居,有计划地为患者及时做好漱口、洗脸、洗脚、梳头、擦身、更衣、喂饭、服药、喂水、削水果、送便器、便后清洗等工作。

(5)负责患者房间的清洁整齐,定时开窗通风。保持患者及床单位清洁卫生。

(6)协助护士为患者翻身及协助更换床单位。协助护士完成患者的大便、小便、痰等化验标本的留取、计量。

(7)协助护士做好患者入院前的准备工作和出院后终末整理与消毒工作。协助护士进行被服、家具的整理与维护。

(8)协助患者一日三餐的生活需要,满足患者营养要求。讲究卫生,经常洗手。每日用开

水烫洗病人的餐具。

(9)尊重患者及家庭隐私,不与他人谈论病情。

(10)维护医院、患者利益,不参与及制造医患纠纷。

4. 职业道德修养

(1)遵纪守法,文明礼貌。

(2)热爱病人,诚实守信。

(3)刻苦努力,学好技能。

(4)尊老爱幼,服务周到。

5. 护理员个人卫生

(1)注意手卫生,大小便后及取食物之前洗手。

(2)咳嗽、打喷嚏时应掩住口鼻,以免飞沫传播疾病。

(3)不乱扔果皮、纸屑及垃圾,不随地吐痰。

(4)不得穿拖鞋上班,衣帽鞋袜要清洁。

(5)根据工作需要,穿戴相应的保护用品。

(6)下班洗手、更衣。

二、注 意 事 项

1. 明确并严格执行养老护理员的规章制度。

2. 临时替班要做好工作交接。

3. 护理照护工作中增强爱伤观念。

4. 避免执行工作职责范围以外的操作。对待患者与家属要热情、说话和气、解释耐心、不与患者争吵。

5. 对待同事团结友爱,相互支持、尊重、理解信任,不闹无原则纠纷,不拨弄是非,上班不谈私事,不相互争吵。

6. 上班做到"四轻",即走路轻、说话轻、移动物品轻、操作轻;"十不",如上班不看小说、不闲谈、不会客、不做私事、不打瞌睡、不带小孩、不化妆、不吃东西、不打私人电话、不办私事。

7. 上班不迟到、早退、旷工、离岗和私自换班。

8. 严格遵守医院各项制度,不接受患者馈赠。

三、相关知识链接

1. 工作流程指工作事项的活动流向顺序。工作流程包括实际工作过程中的工作环节、步骤和程序。工作流程中组织系统里各项工作之间的逻辑关系,是一种动态关系。

2. 岗位规章制度指根据各个工作岗位的工作性质和业务特点,明确规定其职责、权限,并按照规定的工作标准进行考核及奖惩而建立起来的制度。实行岗位责任制,有助于工作的科学化、制度化。

四、本 节 小 结

护理院(站)、护理中心、医养结合机构等相关规章制度是养老护理员照护老年人的必备知识之一。本节内容着重描述了养老护理员的岗位职责要点,期望通过本节内容的学习,养老护理员能够明确岗位内容及工作流程,使护理照护工作有章可循,更加规范化、标准化。最大限度地实现养老护理员岗位的科学配置,同时也是组织管理和绩效考核的依据。养老护理员严格遵守相关规章制度,对老年人进行护理照护,责任到岗、责任到人,这在避免工作的重叠、遗漏,提高工作效率、工作质量,保证老年人的安全、舒适,提高老年人满意度等方面具有重要意义。

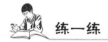 **练一练**

判断题(正确的用√表示,错误的用×表示)

1. 养老护理员要避免执行工作职责范围以外的操作(   )
2. 养老护理员在做好自己的本职工作之余可以玩手机(   )
3. 养老护理员要讲究卫生,经常洗手,每日用开水烫洗患者的餐具(   )

第四节 《中华人民共和国老年人权益保障法》和 《中华人民共和国劳动合同法》的相关知识

【案例导入】 史某,女,78岁,患病住院期间,由于行动不便,儿女为老年人请了一名养老护理员照顾她的起居。由于护理员责任心不强,老年人在一次夜间上厕所时摔伤。法院判决护理协议的签订方和护工的提供方——某物业公司和劳务公司共同赔偿老年人各项损失4万余元。

【问题评估】 由于养老护理员工作失误造成老年人及家属损失需承担相应责任。

【工作思考】 养老护理员需要遵循哪些相关的法律法规?

【工作与学习目标】

1. 能够复述《中华人民共和国老年人权益保障法》的主要内容。
2. 了解《中华人民共和国劳动合同法》的相关知识。

一、《中华人民共和国老年人权益保障法》的相关知识

1. 《中华人民共和国老年人权益保障法》的基础是中华民族的传统美德。

2. 《中华人民共和国老年人权益保障法》于1996年10月1日施行。《中华人民共和国老年人权益保障法》所称老年人指的是60周岁以上的公民。

3. 老年人权益保护法

(1)老年人的赡养:赡养人应当履行对老年人经济上供养、生活上照料和精神上慰藉的义务,照料老年人的特殊需要。

（2）老年人的婚姻：老年人的婚姻自由受法律保护，子女或其他亲属不得干涉老年人离婚、再婚及婚后的生活。赡养人的赡养义务不因老年人的婚姻关系变化而消除。

（3）老年人的养老金：老年人依法享有的养老金和其他待遇应得到保障，有关组织必须按时足额支付养老金，不得无故拖欠，不得挪用。

（4）老年人的医疗：老年人依法享有的医疗待遇必须得到保障。老年人患病，本人和赡养人确实无力支付医疗费用的，当地人民政府根据情况可以给予适当帮助。

（5）老年人权益受侵害的处理：老年人合法权益受到侵害的，被害人或其代理人有权要求有关部门处理，或者依法向人民法院提起诉讼。

二、《中华人民共和国劳动合同法》的相关知识

1.《中华人民共和国劳动合同法》的立法宗旨是：完善劳动合同制度，明确劳动合同双方当事人的权利和义务，保护劳动者的合法权益，构建和发展和谐稳定的劳动关系。

2. 用人单位在制定、修改或者决定有关劳动报酬、工作时间、休息休假、劳动安全卫生、保险福利、职工培训、劳动纪律及劳动定额管理等直接涉及劳动者切身利益的规章制度或者重大事项时，应当经职工代表大会或者全体职工讨论，提出方案和意见，与工会或者职工代表平等协商确定。

3. 劳动合同：指劳动者与用人单位之间为确定劳动关系，依法协商达成双方权利和义务的协议。劳动合同是确立劳动关系的法律形式。

4. 劳动合同的分类：

（1）有固定期限的劳动合同。

（2）无劳动期限的劳动合同。

（3）以完成一项工作为期限的劳动合同。

5. 劳动合同的终止：劳动合同的终止是指终止劳动合同的法律效力。劳动合同订立后，双方当事人不得随意终止劳动合同。只有法律规定或者当事人约定的情况出现后，当事人才能终止劳动合同。

（1）劳动合同届满。

（2）劳动者被除名、开除、劳动教养或判刑。

（3）劳动者完全丧失劳动能力或死亡。

（4）法律规定的其他情况。

6. 工资：是指基于劳动关系，用人单位根据劳动者提供的劳动数量和质量约定支付的货币报酬。

（1）计时工资。

（2）计件工资。

（3）奖金、津贴两种辅助形式。

三、本节小结

《中华人民共和国老年人权益保障法》《中华人民共和国劳动合同法》的相关知识是养

老护理员照护老年人的必备知识之一。本节内容简述了老年人权益保障法的相关内容及劳动法相关知识,期望通过本节内容的学习,养老护理员能够对工作中涉及的相关法律法规有所了解,在护理照护工作中更加规范化、标准化。在保障老年人及自身的合法权益等方面具有重要意义。

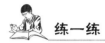 练一练

单选题

1. 劳动合同期限 1 年以上不满 3 年的,试用期不得超过(   )
   A. 半个月   B. 1 个月   C. 两周   D. 2 个月
2. 以下哪种情况,当事人不可以终止劳动合同(   )
   A. 劳动合同届满
   B. 劳动者因工伤短期内不能正常工作
   C. 劳动者完全丧失劳动能力或死亡
   D. 劳动者被除名、开除、劳动教养或判刑

(马   悦   王小慈)

第2章　养老护理员职业安全防护

【纲要概览】　职业安全防护是养老护理员工作中重要的一部分,本章将通过四节内容分别对清洁消毒、基本防护、医院垃圾处理和养老护理员职业安全防护进行较系统的介绍,通过案例导入、问题评估、工作思考引入工作与学习目标,重点介绍清洁消毒的概念、洗手的时机与方法、戴脱手套和戴摘口罩的方法、医院垃圾的分类和处理要点及养老护理员职业安全的防护措施。这些内容均与养老护理员的日常工作息息相关,能够在一定程度上提升养老护理员的清洁消毒和职业安全防护技能,既可以保护患者免受感染的威胁,又可以保护养老护理员的自身健康,避免其身体受到不应有的损害,更好地为患者提供服务。

第一节　清洁消毒

【案例导入】　李某,男,68岁,1周前因为腹泻住院。养老护理员小赵这几天一直在照顾李爷爷。小赵刚协助李爷爷床上排便后,李爷爷想喝点水,养老护理员小赵未洗手就直接为李爷爷端来了水杯。

【问题评估】　养老护理员未洗手就直接端水杯。

【工作思考】　养老护理员在替患者端水杯前,需要做什么?

【工作与学习目标】

1. 熟悉清洁、消毒、灭菌和隔离的概念。
2. 掌握洗手的时机和正确的洗手方法。

一、基础知识

1. 定义　清洁是指去除物体表面有机物、无机物和可见污染物的过程。消毒是指消除或杀灭传播媒介上的病原微生物,使其达到无害化的处理。

2. 目的　通过学习和培训,使养老护理员能够在护理工作中规范操作,提高养老护理员的职业技能和照护能力,并能够体现在照护老年人的过程中,提升照护质量,使老年人安全舒适满意。

二、实施要点

安全提示

（1）养老护理员应在护士指导下做好日常清洁、消毒工作。

（2）患者的生活用品如毛巾、面盆、便器、餐饮具等要保持清洁，个人专用，定期清洁消毒；床单、被套、枕套一人一更换；床毛巾要一床一巾。为患者更换床单、整理床单位时，要避免抖动，换下的被服尽快放入密闭式污物袋中，不得放置在地上。

（3）地面和物品表面无明显污染时，采用湿式清洁；受到明显污染时，先用吸湿材料去除可见的污染物，再进行清洁和消毒。擦拭物品的布巾、地巾应区分使用。

（4）不同消毒灭菌方法、消毒剂有不同的适用范围和使用注意事项，养老护理员应在护士的指导下正确使用。

（5）隔离病室有隔离标志，黄色为空气传播隔离，粉色为飞沫传播隔离，蓝色为接触传播隔离。养老护理员不得随意进入隔离病室。接触隔离患者时要根据疾病的不同传播途径在护士的指导下采取相应的隔离与预防措施。应先护理其他患者，最后再护理隔离患者。隔离病室的物品要专人专用。

三、手卫生

1. 概念

（1）手卫生：是指洗手、卫生手消毒和外科手消毒的总称。

（2）洗手：用肥皂（皂液）和流动水洗手，去除手部污垢、碎屑和部分致病菌的过程。

（3）卫生手消毒：用速干手消毒剂揉搓双手，以减少手部暂居菌的过程。

2. 七个手卫生指征

（1）"三前"：接触患者前；清洁或无菌操作前；处理药物或配餐前。

（2）"四后"：接触患者后；接触患者环境后；接触血液、体液分泌物后；脱除个人防护用品（如手套）后。

3. 物品准备　洗手液或香皂，擦手毛巾或擦手纸巾。

4. 操作过程

（1）在流动的水下，将双手充分淋湿。

（2）取适量皂液，均匀涂抹至整个手掌、手背、手指和指缝。

（3）认真揉搓双手至少15s（图2-1）。

1）掌心相对，手指并拢，相互揉搓。

2）手心对手背沿指缝相互揉搓，交换进行。

3）掌心相对，双手交叉相互揉搓。

4）弯曲手指使关节在另一手掌心旋转揉搓，交换进行。

5）右手握住左手大拇指旋转揉搓，交换进行。

6）将五个手指尖并拢放在另一手掌心旋转揉搓，交换进行。

（4）在流动水下彻底冲洗双手，擦干，取适量护手液护肤。

七步洗手法

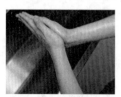
手指并拢揉搓

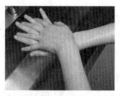
背沿指缝揉搓

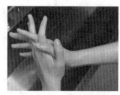
双手交叉指缝揉搓

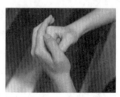
弯曲手指旋转揉搓关节

请注意：
1. 每步至少来回洗五次
2. 尽可能使用专业洗手液
3. 洗手时应稍加用力
4. 使用流动的洁水
5. 使用一次性纸巾或已消毒的毛巾擦手

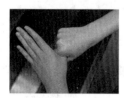
旋转揉搓大拇指

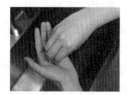
揉搓指尖

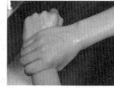
揉搓手腕

图 2-1　七步洗手法

5. 注意事项

（1）洗手时应彻底清洗指背、指尖、指缝等部位。

（2）手被感染性物质污染或处理传染病患者污染物之后，应当先用流动水洗手，然后用速干手消毒剂揉搓消毒双手。

（3）当手部有肉眼可见的污染时，应用肥皂（皂液）和流动水洗手。手部没有肉眼污染时，宜使用速干手消毒剂消毒双手代替洗手。

（4）卫生手消毒的方法：取适量的速干手消毒剂于掌心；严格按照洗手方法的揉搓步骤进行揉搓；揉搓时保证手消毒剂完全覆盖手部皮肤，直至手部干燥。

（5）穿着短袖工作服时，要清洗手腕部。

（6）擦手毛巾每天清洁，干燥备用。

（7）禁止戴戒指。

四、本节小结

有效预防和控制感染是提高医疗服务质量、保证老年人安全的重要内容，清洁消毒相关概念、手卫生的时机和正确洗手方法是养老护理员照护老年人必备的知识和技能。本节着重描述了手卫生的时机和方法，期望通过本节的学习，护理员能够熟悉清洁、消毒、无菌、隔离的概念，严格掌握手卫生指征，掌握七步洗手法，提高洗手的依从性和正确性，预防交叉感染，从而保证老年人安全。

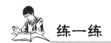练一练

单选题

1. 隔离病室的隔离标志中飞沫传播隔离是(　　)颜色
   A. 粉色　　　　　　B. 黑色　　　　　　C. 黄色　　　　　　D. 蓝色
2. 七步洗手法每个步骤洗手的时间不应少于(　　)s
   A. 45　　　　　　　B. 15　　　　　　　C. 10　　　　　　　D. 30

第二节　基本防护

【案例导入】　护士小王为患者孙奶奶抽完血后,不小心把针头掉在了地上,一旁的养老护理员小李赶紧帮忙捡,小李的手不小心也被针头扎破了。

【问题评估】　养老护理员的手被针头扎破了。

【工作思考】　养老护理员的手应如何处理?

【工作与学习目标】

1. 熟悉标准预防的概念。
2. 掌握戴脱手套方法。
3. 掌握戴、摘口罩方法。

一、基础知识

1. 定义　护理人员在工作中采取多种有效措施,保护护理员免受职业暴露中危险因素的侵袭或将其所受伤害降到最小程度。

2. 安全提示　树立普遍预防和标准预防意识,要将所有来源于人体血液或体液的物质都视作已感染了乙型肝炎病毒、丙型肝炎病毒、艾滋病毒或其他血源性病原体而加以防护。根据不同的传染途径针对性地采取防护措施。

二、操作流程

1. 戴、脱手套

(1)用物准备:尺码合适的清洁手套。

(2)操作过程。

1)戴手套(图 2-2)

①洗手并干燥。

②捏住第一只手套的翻边处拎起手套。

③看好左右手,将手伸入手套,把每个手指都伸入手套,戴上第一只手套。

④用戴手套的手指插入另一只手套的翻边处。

⑤将另一只手伸进手套,戴上手套。

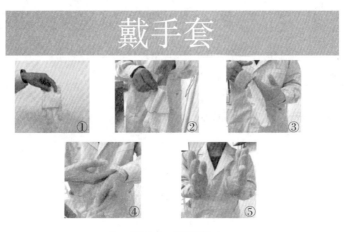

图 2-2　戴手套

⑥翻转手套翻边处,分别包住工作服袖口。

⑦照顾患者或处理排泄物、分泌物、血液等。

2)脱手套(图 2-3)

①用戴着手套的一只手的拇指和示指捏住另一只手套翻边处的外面,将手套摘下,顺势将内面翻折出来。

②将脱下手套的大拇指伸入另一只手套内侧,顺势翻折手套脱下,套住已摘下的手套。

③捏住手套的内侧将手套扔至垃圾桶内。

④洗手。

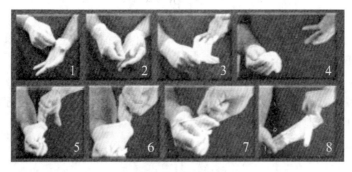

图 2-3　脱手套

(3)戴手套注意事项

1)接触患者的血液、体液、分泌物、呕吐物及污染物品时,应戴手套。

2)发现手套有破损时应立即更换。

3)脱手套时注意不要污染双手。

4)脱去手套后要洗手。

2. 戴口罩(图 2-4)

(1)操作过程

1）洗手。

2）分辨口罩里外面（以一次性口罩为例），有颜色的一面向外，白色的那面朝自己，有金属片的一边向上。

3）将口罩罩住鼻、口及下巴，口罩系带挂于耳上。

4）将双手指尖放在鼻夹上，从中间位置开始，用手指向内按压，并逐步向两侧移动，根据鼻梁形状塑造鼻夹。

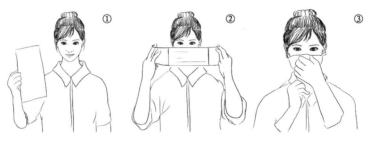

图 2-4　戴口罩

（2）注意事项

1）照顾感染患者或免疫力低下的患者时，要戴口罩。

2）口罩要遮住口鼻，不要用一只手捏鼻夹。

3）可重复使用的纱布口罩应每日清洗、晾干备用，如被溅上血迹、分泌物等应立即更换。一次性口罩要每天更换，一般使用时间不超过 12 小时。

4）口罩破损、潮湿、有异味，或受到患者血液、体液污染后应立即更换。

5）口罩不戴时，将紧贴口鼻的一面向里折好，放入清洁的信封或塑料袋里，切忌随便塞进口袋或在脖子上挂着。

6）摘口罩时，不要接触口罩外侧面。

三、本节小结

养老护理员在工作中会接触到各种感染性因子，有受到职业伤害的危险，因此职业防护相关知识和技能是养老护理员照护老年人的必备知识和技能。本节内容着重描述了普遍预防和标准预防的概念、戴脱手套和戴摘口罩方法。期望通过本节内容的学习，养老护理员能够熟悉标准预防的概念、掌握戴脱手套和戴摘口罩的方法，在照护老年人过程中能采取各种预防控制措施，免受职业伤害。

 练一练

单选题

1. 摘口罩时手不应接触口罩的（　　　）

　　A. 内面　　　　　B. 外面　　　　　C. 系带　　　　　D. 褶皱处

2. 接触以下哪种物品时可不戴手套( )

    A. 患者的血液   B. 患者的呕吐物 C. 患者的体液   D. 患者的生活用品

第三节　医疗垃圾处理

【案例导入】　冯某,男,78岁,3天前因"肺炎"住院。住院这几天一直在发热,护理员小张负责照顾他。护士小赵为张大爷量完体温后,将体温表放在床头桌上。张大爷想喝水,小张从床头桌上取水杯,不小心将体温表碰掉在地上,体温表摔碎了,水银在地上滚动。

【问题评估】　体温表破碎,有害物质水银洒落。

【工作思考】　养老护理员应如何处理摔碎的体温表?

【工作与学习目标】

1. 熟悉垃圾的种类和常用垃圾处理容器。

2. 掌握垃圾分类的方法。

一、基础知识

1. **概念**　医疗垃圾(废物)是指医疗卫生机构在医疗、预防、保健及其他相关活动中产生的具有直接或者间接感染性、毒性及其他危害性的废物。分为感染性废物、病理性废物、损伤性废物、药物性废物及化学性废物。

2. **目的**　传染病患者或者疑似传染病患者产生的生活垃圾,按照医疗废物进行管理和处置。

二、处理要点

1. 医院常用的垃圾处理容器

(1)黄色垃圾袋(图2-5)。

(2)黑色垃圾袋(图2-6)。

(3)利器盒:利器盒为黄色,整体为硬制材料制成,密封,以保证利器盒在正常使用的情况下,盒内盛装的锐利器具不外漏。利器盒一旦被封口,则无法在不破坏的情况下被再次打开(图2-7)。

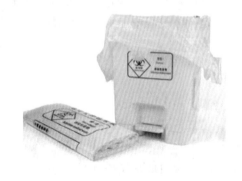
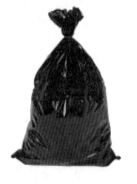
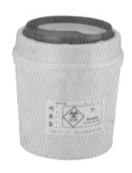

图2-5　黄色垃圾袋   图2-6　黑色垃圾袋   图2-7　利器盒

2. 置于黑色垃圾袋的废物

(1)生活垃圾。

(2)各种一次性医疗器械的包装袋、纸盒、未与患者接触的物品,如输液器的外包装袋。

3. 置于黄色垃圾袋的废物

(1)使用后的棉签、棉球、纱布。

(2)使用后的一次性输液器、注射器、针管、塑料盘、各种引流管等。

(3)废弃的药品。

(4)传染病患者或疑似传染病患者产生的所有废物,放入双层医疗垃圾袋中密封。

4. 置于利器盒的废物　空安瓿、针头、刀片等锐器。

5. 置于密用容器的废物　血压计、体温计的水银泄漏时,立即收集到装水小瓶内加盖密封,交给医务人员统一处理。使用后的输液瓶、输液袋统一放在指定放置地点。

三、注 意 事 项

1. 不同种类的垃圾不得混放。

2. 放入包装物或者容器内的医疗废物不得取出。

3. 使用后的锐器应稳妥安全地置入利器盒中,不能与其他废弃物混放。禁止用手直接接触使用后的锐器。

4. 处理完垃圾后要洗手。

5. 盛装的医疗废物达到包装物或者容器的3/4时,应当使用有效的封口方式,使包装物或者容器的封口紧实、严密。

6. 收集医疗废物包装袋破损时,重新加套一个医疗垃圾袋。

7. 医疗废物要集中处理,不得转让、买卖医疗废物。

四、本 节 小 结

医疗服务过程中会产生各种垃圾,正确处理垃圾是防止疾病传播、保护环境、保障人体健康的重要措施。对垃圾进行正确分类和处理是养老护理员的必备知识和技能。本节内容着重描述了医院垃圾的种类、常用垃圾处理容器,以及垃圾的正确分类方法。期望通过本节内容的学习,养老护理员能够熟悉垃圾的种类和常用垃圾处理容器,能对垃圾进行正确的分类处理,避免出现因垃圾处理不当而导致的环境污染和疾病传播等问题。

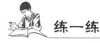练一练

单选题

1. 老年人用过的棉签应扔到(　　　　)

　　A. 黄色垃圾桶　　　B. 黑色垃圾桶　　　C. 利器盒　　　D. 地上

2. 输液后拔下的针头应该扔到(　　　　)

　　A. 黄色垃圾桶　　　B. 黑色垃圾桶　　　C. 利器盒　　　D. 地上

第四节 职业防护

【案例导入】 王某,女,44岁,某社会福利院养老护理员,从业4年。2年前开始出现腰背部疼痛,1年前出现左侧腰腿痛症状,CT检查证实为腰4、5椎间盘突出。尽管曾请病假休息累积2个月,由于仍需工作,症状好转后常复发,半年前因症状较前剧烈,复查CT示腰4、5椎间盘突出,明显压迫硬膜囊。

【问题评估】 养老护理员因长期背部肌肉慢性劳损造成了椎间盘发生退变。

【工作思考】 养老护理员应如何在工作中关爱自己的健康?

【工作与学习目标】

1. 了解养老护理员职业风险的种类。

2. 掌握养老护理员职业安全防护的措施。

一、基 础 知 识

1. 概念 职业防护是指针对职业损伤因素可能对机体造成的各种伤害,采取多种适宜措施避免其发生,或将损伤程度降到最低。劳动者在不同的工作环境中,可能会接触到不同的职业损伤因素,为避免或减少这些因素对健康的损害,提高劳动者的职业生活质量,最根本的方法是加强职业防护。

2. 职业风险种类

(1)体力操作风险:包括搬运重物、长期站立等所致伤害。最常见的是腰背部疼痛,主要症状为腰背部疼痛,有压痛点,可伴有臀部感应痛及坐骨神经痛。多由于不良的工作姿势引起,如远离身体躯干拿取或操纵重物、超负荷地推拉重物、搬运重物的水平距离过长等。养老护理员为老年卧床患者更换体位或更换床单等动作,因为只做弯腰动作,很少屈膝,常使腰背肌肉、韧带受到过度牵拉引起腰部疼痛。

(2)工作场所暴力风险:世界卫生组织(WHO)于2012年5月将工作场所暴力定义为工作人员在其工作场所受到辱骂、威胁或袭击,从而造成对其安全、幸福或健康的明确或含蓄的挑战。它包括身体暴力和心理暴力,身体暴力包括打、踢、拍、扎、推、咬等行为,心理暴力则包括口头辱骂、威胁和言语的性骚扰。有些老年人因疾病原因导致情绪不稳定,存在沟通困难,部分老年人的家属对老年人疾病没有足够的思想准备或没有很好的应对措施,不能很好地理解和信任养老护理员,以至于稍有不快或不解就容易与护理人员发生摩擦或争执。另外,也有一些护理人员与老年人及其家属的交流、沟通技巧欠缺,或者护理操作技术不过硬,引起双方争执。

(3)感染风险:原卫生部颁布的《医院感染管理规范》主张,所有患者血液、体液无论是否具有传染性,都应充分利用各种屏蔽防护设备,以减少职业暴露危害性,最大限度地双向保护医护人员和患者的安全。生物因素是引起医疗、养老机构感染的主要原因之一,主要包括乙型肝炎病毒、丙型肝炎病毒、梅毒、流感和支原体病毒等多种疾病。

(4)心理风险:从事养老护理工作的人员多为中年妇女,其处于围绝经期阶段,除生理变化如激素水平下降所致内分泌紊乱,睡眠不良,腰酸背痛等,同时,更年期情绪不稳定、记忆力减弱等心理特点也可能影响工作与生活,导致个人角色与社会角色相冲突,加重工作压力。养老护理员作为主要照护者,经常面对各种半自理、失能和临终关怀的老年人,工作琐碎而繁重,容易导致身心疲惫,产生一定的心理倦怠。

二、养老护理员职业安全防护措施

1. 预防跌倒

(1)保持健康:养老护理员要注意营养、休息和运动,保持良好的身体素质和精神状态。

(2)工作谨慎:养老护理员在工作中要稳重、细致、谨慎,完成工作任务前要先排除安全隐患。

(3)鞋子合脚:养老护理员应穿合脚、低跟、防滑软底鞋。

(4)光线充足:养老护理员在进行工作时,要保证工作场所的照明亮度。

(5)地面清洁:养老护理员要始终保持工作场所地面的清洁和干燥,有液体、污物必须立即擦掉,这是卫生的需要,也是安全的需要。

(6)清理杂物:随时清除工作场所的障碍物,保持通道畅通。

(7)加强合作:高空取物、搬抬重物或者护理体重过大的老年人时,注意与同事配合协作,共同完成。

2. 预防肌肉拉伤

(1)合理安排运动:养老护理员要注意平日合理安排有规律的运动,锻炼肌肉,预防骨钙丢失,增加机体的平衡性和反应的灵活性。

(2)做好准备活动:养老护理员在工作前应充分做好准备活动,要注意加强易损伤部位肌肉力量和柔韧性的锻炼,如肩臂部、腰部和腿部。

(3)注意局部保护:养老护理员为老年人服务时,手臂要灵活,脚跟要站稳,不要急拉、硬拽;搬运重物时,不要急转身或扭动背部,尽量找同事帮忙,或者利用推车等工具。

(4)受伤后处理:休息,要注意身体的感受,在感觉疼痛和不适时,应立即停止运动,休息可避免更严重的损伤发生;冷敷,受伤的区域运动时疼痛或肿胀,在伤后 48~72h 要冷敷,每 2h 冷敷 1 次,每次至少 10min,可减轻肌肉痉挛,缓解疼痛,同时收缩血管,限制伤处的血液供应,减轻肿胀;加压包扎,如果出现出血或皮下淤血,可以用弹性绷带加压包扎,以减轻疼痛和肿胀;抬高患肢,如四肢受伤,可以抬高患肢,以减少伤处的血液供应,减轻肿胀(图 2-8);热敷,一般在受伤的后期,通常在 48~72h 后进行。热敷舒缓紧张的肌肉,减轻疼痛,加速局部的血液供应,促进康复。

3. 预防来自老年人的伤害

(1)加强防范:因为有些老年人患有老年痴呆症或者存在心理障碍,在烦躁时,可能发生摔东西、打人等情况,养老护理员在护理这样的老年人前首先做好评估,加强防范,避免自身受到伤害。

(2)物品管理:发现老年人有摔东西和打人的现象,注意在老年人房间不要存放热水瓶、玻璃制品、棍棒、金属制品和其他容易造成自伤或他伤的物品。

(3)察言观色:在为老年人服务前,首先观察老年人情绪,如果发现有对抗现象,尽量避免激惹对方,要以好言相劝,争取老年人配合。如果老年人异常烦躁,可以暂时停止服务,报告医生处理,待老年人情绪稳定时再继续完成护理工作。

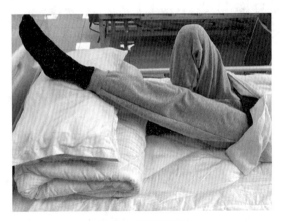

图 2-8 抬高患肢

（4）安全制动：必要时对有打人习惯的老年人，在征得家属、医护人员同意后适当进行手脚安全制动，制动后再进行有关的生活照料服务及有关的医学治疗等服务。

三、本节小结

本节内容着重描述了养老护理员职业防护的定义、职业风险种类和职业安全防护措施，希望通过本节学习，养老护理员能在为老年人服务的同时加强自身职业安全防护，避免不必要损害的产生。

 练一练

单选题

1. 与患者发生误会时，哪项做法是正确的（ ）

   A. 耐心解释   B. 置之不理   C. 转身就走   D. 据理力争

2. 下列哪项做法是错误的（ ）

   A. 养老护理员穿着合脚的低跟防滑软底鞋

   B. 为体重过大的老年人翻身时，尽量独自进行

   C. 和老年人及家属保持融洽的关系

   D. 随时清除工作场所的障碍物，保持通道畅通

（马　悦）

第3章 老年人的身心特点

【纲要概览】 随着社会老龄化的加速,老年人口比例的增加,老年人的心理、精神健康已经成为医疗卫生服务的热点。我们应该关心老年人的躯体健康,同时维护老年人的心理、精神健康。

第一节 心 理 特 点

【案例导入】 唐某,男,78 岁,是退休教师,在某养老院已住了 12 年,由于脑卒中导致半身瘫痪,经过较长时间的治疗和康复训练,可借助助行器移动,近期检查发现患有白内障,养老院领导与社区医院取得联系,医生向唐爷爷及其女儿介绍了手术治疗的情况。其女儿主张及早动手术,医生同意择期手术,但唐爷爷犹豫不决。近来食欲缺乏,诉说心神不宁,入睡困难,易惊醒,并多次向照护人员、社区医生询问手术的危险情况。观察发现,唐爷爷看起来很痛苦,面部表情疲倦、紧张,皱眉叹气,说话频率加快、急促。

【问题评估】 患者手术前紧张焦虑。

【工作思考】 护理员应如何应对与老年人的沟通问题?

【工作与学习目标】

1. 了解老年人沟通技巧和方法。

2. 熟悉异常心理行为的识别和应对措施。

3. 掌握老年人常见心理问题的应对。

一、与老年人沟通技巧和方法

1. 定义 沟通是指两个人或两个群体间,通过语言、姿势、表情或其他信号等方式,相互分享与交换信息、意念、信仰、感情与态度,以使双方能够互相理解。沟通是人与人之间信息传递的过程。

2. 与老年人沟通的方法和常用技巧

(1)语言性沟通技巧:是指沟通者以语言或文字的形式将信息传递给接受者的沟通行为。

1)善于引导老年人谈话:与老年人谈话时,要用尊敬的语言及称呼,使老年人感到亲切。

2)重视反馈信息:与老年人谈话时,护理员应对所理解的内容及时反馈。

3)全神贯注:倾听时,应注意力集中,倾听对方所谈内容,甚至要听出谈话的弦外音。

4)善于使用美好的语言

①安慰性语言:护理员对老年人在病痛中的安慰,其温暖是沁人肺腑的,美好的语言,不仅使老年人听了心情愉快,感到亲切温暖,而且还有治疗疾病的作用。

②鼓励性语言:护理员对老年人的鼓励,实际上是对他的心理支持,它对调动老年人与疾病作斗争的积极性是非常重要的。

③劝说性语言:当遇到老年人应该做而不情愿做某种事情时,护士应以温和的态度劝说他按要求做该做的事情。切记是劝说而不是强迫。

④积极的暗示性语言:积极的暗示性语音可以使老年人有意无意地在心理活动中受到良好的刺激。

(2)非语言性沟通技巧:是借助非语言符号,如姿势、表情、动作、空间距离等进行的沟通,是语言沟通的自然流露和重要补充,能使沟通信息的含义更明确、更圆满。当老年人因认知障碍或疾病无法进行语言沟通时,非语言沟通的作用就显得极其重要。可鼓励老年人用身体语言来表达再给予反馈,以利于双向沟通。

1)面部表情:是沟通双方判断对方态度、情绪的主要线索。

2)目光接触:护理员与老年人的目光接触,可以产生许多积极的效应。

3)身体姿势:包括手势、静止姿态和运动体态等。运用手势要注意对方的习惯风俗,避免失礼的举止。

4)沟通距离:与老年人沟通时,沟通距离可适当近些,以示尊重。

3. 与老年人沟通的注意事项

(1)注意自己和老年人的情绪:态度诚恳,耐心,表情要柔和热情。

(2)保持目光的接触:维持双方眼睛在同一水平线上,利于平等交流。

(3)避免突然改变话题:若很快改变话题会阻止老年人说出有意义的事情。

(4)多表扬少批评:对其取得的进步给予肯定和鼓励,少用批评性语言。

二、老年人常见心理问题的应对

1. 离退休综合征

(1)定义:离退休综合征是指老年人离退休后不能适应新的社会角色、生活环境和生活方式的变化,因而出现焦虑、抑郁、悲哀、恐惧等消极情绪,或因此产生偏离常态行为的一种适应性心理障碍。

(2)原因

1)离退休前心理准备不足:离退休后生活重心、生活节奏、活动范围、经济收入、社会地位均发生了变化,这些改变会影响老年人的心理及精神状态,出现失眠、焦虑、抑郁、身体不适等综合征。

2)离退休前后生活境况落差较大:离退休后经济收入下降、社交活动减少、社会地位不如以前,甚至在家庭和亲朋好友中的影响力也会降低,导致老年人心理失落,性格敏感,容易对一些正常的事情做出过激反应。

3)社会支持系统缺乏:个人的"社会支持系统"指的是个人在自己的社会关系网络中所能获得的、来自他人的物质和精神上的帮助和支援。如果这些支持系统没能发挥应有的作用,老年人就容易出现离退休综合征。

4)个性因素影响:个性特点会影响老年人对离退休生活的适应。一般而言,性格内向、偏执、怪癖、争强好胜及具有忧郁气质的人比较难以适应离退休后的生活,容易出现离退休综合征。

（3）护理措施

1)转变观念,顺应规律:老年人应该认识到离退休是自然规律并接受这个事实,将离退休生活作为人生的新起点,重新安排自己的工作、学习和生活,做到老有所依、老有所学、老有所乐。

2)培养兴趣爱好,做好离退休准备:离退休前老年人应该根据自己的兴趣有意识地培养一些爱好,如养鱼养花、写字作画、下棋垂钓等,既陶冶情操,又锻炼身体。

3)合理规划退休后的生活:离退休老年人如果身体状况允许,又有一技之长,可以积极寻找机会,做一些力所能及的工作。一方面发挥余热,另一方面使自己精神上有所寄托。

4)充分利用社会支持系统:家庭构成最重要的社会支持系统,老年人要和家庭成员之间保持和睦的关系,家庭成员也要主动为离退休老年人营造良好的环境,多陪伴老年人。老年人应建立自己的社会交往圈,努力保持与老朋友、老同事的关系,积极主动地建立新的人际网络。

2. 空巢综合征

（1）定义:"空巢综合征"是指老年人生活在"空巢家庭"环境下,由于人际关系疏远而产生被分离、舍弃的感觉,常出现孤独、寂寞、空虚、伤感、精神萎靡等一系列心理失调症状。

（2）原因

1)老年人独居增多:人口的流动、迁移加速,居住条件所限或生活方式、生活习惯不同,使得子女不能或不愿与老年人一起居住。

2)传统观念的影响:"养儿防老"是传统观念,"空巢"现象使得老年人希望得到子女照顾的希望落空,失去精神寄托。

3)老年人自身的状态:老年人的健康状况、性格、兴趣爱好、人际交往能力、经济是否独立、退休后是否继续从事适宜的工作等,均影响"空巢综合征"的出现与否。

（3）主要表现

1)精神方面:老年人常感到空虚、孤寂,无所事事,由原本的规律生活突然转入松散的、无规律的生活状态,他们无法适应,出现情绪不稳、烦躁不安、消沉等情绪。

2)行为方面:部分"空巢家庭"老年人因在感情上和心理上失去支柱,感到寂寞和孤独,对自己存在的价值表示怀疑,对生活失去希望、对各种活动了然无趣,常常伤心落泪,社交减少,甚至出现自杀等想法。

3)躯体方面:老年人的机体正处于衰退期,因此心理上的适应障碍可以影响正常的生理功能运行,导致老年人的神经、内分泌调解紊乱,免疫功能减退,进而引发一系列症状或疾病,如失眠、健忘、胸闷气短、高血压、冠心病等。

（4）护理措施

1)指导老年人正确面对现实:引导老年人积极地看待空巢现象,把子女长大离巢看作是自己抚养的成就,把孤独生活当作自己锻炼社会适应能力的机会,利用空巢的悠闲、清净做自己感兴趣的事,战胜"空巢综合征"带来的孤独、寂寞和不安。

2)指导老年人适应"空巢"后的生活:空巢老年人要学会自我调适,建立有规律的生活,多参加社会活动,扩大生活圈,增加人际交往。

3)倡导子女关心、精神赡养:不在一起居住的子女应该时常回家看望父母,多关心父母的心身健康。对于身在异地的子女,应经常与父母通电话进行感情和思想的交流,当需要时能够及时赶来照料老年人。

4)政府扶持,社会合力:各级政府要为空巢老年人养老提供支持,做好空巢老年人养老保险、退休金、医疗保障、老年文化活动等合法权益的维护工作。

3. 高楼住宅综合征

(1)定义:"高楼住宅综合征"是指老年人因长期居住于城市的高层闭合式住宅里,很少与外界交往,也很少到户外活动,从而产生的生理和心理上异常反应的一组综合征。临床上常发生于长期居住于高楼而深居简出的高龄老年人。高楼住宅综合征很容易引起老年肥胖症、骨质疏松症、糖尿病、高血压及冠心病等疾病的发生。

(2)原因

1)住宅结构因素:随着城市经济的发展、城市人口的增加和城市化进程的加快,我国许多大中城市在市场经济发展的大潮和经济规律的作用下,开展大规模的旧城改造,改善了群众居住条件,传统的四合院的消失,高楼大厦取代了老的居民楼院。然而居住在高楼中的老年人却常常因为不愿或不能上下楼,致使其与外界交往和户外活动机会越来越少。

2)社会因素:高楼住宅安全性与私密性越来越强,形成了相对非开放的空间。一些高楼住宅小区和居民区的治安管理存在问题,使偷盗等侵财案件时有发生,严重威胁广大住户的生命和家庭财产安全。深居高楼的老年人都有防范心理,为保障自己的人身和财产安全,老年人很少与他人交流,尤其是陌生人,使老年人与外界沟通减少。

3)快节奏的生活:随着城市居民生活水平的提高和市场供应的充足,人民的生活方式发生了巨大的变化。社会竞争压力加大,迫使人们要适应快节奏的生活。虽然城镇居民生活条件改善了,但是匆忙的生活使得人与人之间的距离越来越疏远了,促使久住在高楼内的老年人出现高楼住宅综合征。

(3)主要表现:"高楼住宅综合征"在身体方面主要表现为体质虚弱,气短乏力,面色苍白,睡眠障碍,食欲缺乏,不易适应气候变化;在心理方面主要表现为性格孤僻、抑郁消沉、难与人相处、急躁易怒等;社会交往方面表现为不愿与邻里往来,户外活动减少,人际交往减少。

(4)护理措施

1)提供有效的家庭及社会支持:家人或社工人员、志愿者等帮助老年人每天下楼到户外活动1~2次。指导、协助老年人进行体育锻炼,增加活动量。

2)增加与外界的交往:协助老年人参加社会活动,与老朋友、老同事见见面、聊聊天;平时与左邻右舍经常走动,以增加相互了解,也有利于独居高楼住宅的老年人调适心理,消除孤寂感。

三、异常心理行为的识别和应对措施

1. 相关概念

(1)老年期痴呆是指发生在老年期由于大脑退行性病变、脑血管性病变、感染、外伤、脑瘤等多种原因引起的,以认知功能缺损为主要临床表现的一组综合征。主要包括阿尔兹海默症、血管性痴呆、混合性痴呆和其他类型痴呆(如帕金森病、酒精依赖等引起的痴呆)。

(2)老年期抑郁症是指发生于老年期这一特定人群的抑郁症。

(3)老年期疑病症是指老年人对自身的健康状况或身体的某一部分功能过分关注,担心或相信患有一种或多种躯体疾病的持久的先占观念。

2. 异常心理行为的护理措施

(1)建立良好的沟通。

(2)做好生活护理:注意穿着、进食、居住、睡眠等方面的护理。

(3)安全护理:物品安全管理;环境安全;外出安全;正确处理患者激越情绪。

(4)用药护理:全程陪护;重症老年人服药;观察不良反应;药品管理。

(5)智能康复训练:生活技能训练;记忆训练;智力训练;理解和表达能力训练;社交能力训练。

(6)心理护理:减轻心理压力;阻断负性思考;促进有效沟通。

(7)矫正患者的不良思维。

3. 老年人抑郁量表　1982 年 Brink 等人创制老年抑郁量表(GDS)作为专用老年人的抑郁筛查表(表 3-1)。设计 GDS 是为了更敏感地检查老年抑郁患者所特有的躯体症状。另外,其"是"与"否"的定式回答较其他分级量表也更容易掌握。其 30 个条目代表了老年抑郁的核心,包含以下症状:情绪低落、活动减少、易激惹、退缩痛苦的想法,对过去、现在与将来的消极评价。

表 3-1　老年人抑郁量表

指导语:选择一周来最切合您的感受的答案。(是或否)

1. 你对生活基本上满意吗?(　　　)

2. 你是否已放弃了许多活动与兴趣?(　　　)

3. 你是否觉得生活空虚?(　　　)

4. 你是否常感到厌倦?(　　　)

5. 你觉得未来没有希望吗?(　　　)

6. 你是否因为脑子里一些想法摆脱不掉而烦恼?(　　　)

7. 你是否大部分时间精力充沛?(　　　)

8. 你是否害怕会有不幸的事落到你头上?(　　　)

9. 你是否大部分时间感到幸福?(　　　)

10. 你是否常感到孤立无援?(　　　)

11. 你是否经常坐立不安,心烦意乱?(　　　)

12. 你是否希望呆在家里而不去做一些新鲜事?(　　　)

13. 你是否常常担心将来?(　　　)

14. 你是否觉得记忆力比以前差?(　　　)

15. 你觉得现在活着很惬意吗?(　　　)

16. 你是否常感到心情沉重、郁闷?(　　　)

（续　表）

指导语:选择一周来最切合您的感受的答案。(是或否)

17. 你是否觉得像现在这样活着毫无意义?(　　)

18. 你是否总为过去的事忧愁?(　　)

19. 你觉得生活很令人兴奋吗?(　　)

20. 你开始一件新的工作很困难吗?(　　)

21. 你觉得生活充满活力吗?(　　)

22. 你是否觉得你的处境已毫无希望?(　　)

23. 你是否觉得大多数人比你强得多?(　　)

24. 你是否常为些小事伤心?(　　)

25. 你是否常觉得想哭?(　　)

26. 你集中精力有困难吗?(　　)

27. 你早晨起来很快活吗?(　　)

28. 你希望避开聚会吗?(　　)

29. 你做决定很难吗?(　　)

30. 你的头脑不像往常一样清晰吗?(　　)

　　Brink 建议按不同的研究目的(要求灵敏度还是特异性)用 9～14 分作为存在抑郁的界限分。一般地讲,每条目后括号内的回答表示抑郁,与其一致的回答得 1 分。在最高分 30 分中得 0～10 分可视为正常范围,即无抑郁症,11～20 分显示轻度抑郁,而 21～30 分为中重度抑郁。该量表可用口述或书面回答两种方式检查。如用书面形式,须在每个问题后印有是/否的字样,让受试者圈出较贴切的回答。如口头提问,检查者可能要重复某些问题以获得确切的"是"或"否"的回答。痴呆严重时 GDS 效度下降。GDS 在其他年龄段同样适用。

四、本 节 小 结

　　本节内容着重描述了老年人沟通技巧和方法、常见老年人心理问题的应对、异常心理行为的识别和应对措施等要点,希望通过本节内容的学习,护理员能够了解老年人的心理活动特点及其影响因素、常见问题及其护理措施,维护和促进老年人身心健康。

 练一练

单选题

1. 非语言性沟通技巧不包括(　　)

　　A. 安慰性语言　　　B. 面部表情　　　C. 身体姿势　　　D. 沟通距离

2. 老年人常见心理问题不包括(　　)

　　A. 离退休综合征　　B. 阿尔兹海默症　　C. 空巢综合征　　D. 高楼住宅综合征

3. 老年人异常心理行为不包括(　　)

　　A. 老年期痴呆　　　B. 老年期抑郁　　　C. 离退休综合征　　D. 老年期疑病症

第二节　生理特点

【案例导入】　李女士,72 岁,心脏病史。胸闷、心悸 3 天,患者神志清楚,精神较差,焦虑。养老护理员小李测得其体温 36.8℃,呼吸 16 次/分,脉搏 50 次/分,血压 96/61mmHg,小李告诉老年人生命体征一切正常,不用担心。

【问题评估】　养老护理员需协助护士检测生命体征。

【工作思考】

1. 目前患者生命体征是否正常?

2. 养老护理员应如何为患者测量生命体征?

【工作与学习目标】

1. 能够运用所学知识正确评估、观察老年人病情变化,协助护士测量生命体征。

2. 掌握老年人生命体征基础知识。

一、运动系统变化

1. 骨骼　老年人的骨骼外形、大小变化不明显,但骨骼中的有机物质如骨胶原、黏蛋白质含量却逐渐减少或消失,矿物质也在不断减少,内部结构发生明显的变化,使老年人骨质疏松,易发生骨骼变形、变脆。

2. 关节　老年人关节的退行性改变较普遍,尤其是膝关节、髋关节和脊柱等较明显。易发生关节活动受限;关节软骨变性、损伤等。

3. 肌肉　老年人肌纤维萎缩,数量减少,弹性下降,易出现肌力减退,易疲劳,尤以腰腿部疲劳、酸痛明显。

二、呼吸系统变化

1. 鼻　老年人鼻黏膜变薄,嗅觉功能减退,辅助发音功能减弱,腺体萎缩、分泌功能减退,鼻道变宽,鼻黏膜加温、加湿和防御功能下降,易患鼻窦炎及呼吸道感染。

2. 咽、喉　老年人咽喉黏膜、肌肉易发生退行性变或神经通路障碍,可出现吞咽功能失调,即在进食时发生呛咳,甚至食物误入咽部和气管,而发生窒息。老年人喉黏膜变薄,上皮角化,甲状软骨钙化,防御反射变得迟钝,易患吸入性肺炎。

3. 气管和支气管　老年人气管和支气管黏膜上皮和黏液腺退行性变,纤毛运动减弱,使呼吸道排出分泌物及异物的能力降低,易患老年性支气管炎。

4. 胸廓及呼吸肌　老年人普遍发生椎骨退行性变和骨质疏松,使椎体下陷、胸椎后凸、胸骨前凸,致胸腔前后径增大。且由于呼吸肌纤维数量随增龄而减少、肌肉萎缩,导致呼吸肌肌力下降,呼吸效率降低,即使是健康的老年人在体力活动后也易出现胸闷、气短,咳嗽、排痰动作减弱,痰不易咳出而阻塞呼吸道。

5. 肺　肺是呼吸系统最重要的器官,是气体交换的场所。老年人肺组织萎缩、肺泡壁弹性纤维减少、弹性下降、导致肺不能有效扩张，终末细小支气管和肺泡塌陷，使肺通气不足。

三、消化系统变化

1. 口腔

（1）牙齿及牙周组织：老年人的牙釉质逐渐被磨损、变薄，牙齿为灰黄色，无光泽，根部牙本质硬化而增大。牙齿容易对各种刺激过敏，引起疼痛；牙髓腔缩小，牙周膜变薄，纤维增生，血管硬化，使组织变脆，易损伤；牙槽骨萎缩，牙齿易松动、脱落。老年人牙间隙较大，食物残渣易残留，有利于细菌繁殖。

（2）口腔黏膜：老年人口腔黏膜上皮萎缩、变薄，有过度角化现象，对有害物质刺激如过冷、烫、酸、咸等食物及药物的对抗能力减弱，对义齿的负重和摩擦的抵抗力降低，因而易引起慢性炎症，导致口腔黏膜疼痛，严重时可产生溃疡。

（3）唾液腺：老年人的唾液腺萎缩，唾液分泌量明显减少，导致口腔干燥，使口腔清洁和保护功能降低，易导致口腔干燥，易发生感染和损伤。

（4）味蕾：老年人味蕾在不断萎缩，数量不断减少，出现功能减退，部分老年人还会出现味觉、嗅觉异常。同时有的老年人还因长期吸烟、饮酒，造成口腔污染，味觉受到抑制，味蕾对食物的敏感性更为降低，进而食欲下降，影响其对营养素的摄取。

2. 食管　老年人食管黏膜逐渐萎缩，食管肌肉退行性变，部分老年人食管下括约肌位置上移。

3. 胃　老年人胃黏膜变薄，平滑肌萎缩，弹性降低，胃腔扩大，易出现胃下垂。老年人容易发生消化不良、慢性胃炎、胃溃疡、胃癌等。

4. 肠道　老年人肠道蠕动变慢，加之动脉硬化等原因，肠道易发生血运障碍，上皮细胞数目减少，肠绒毛变粗、变短，形成叶状，使有效吸收面积减少，平滑肌层变薄，收缩蠕动无力，造成吸收功能差、营养不良、便秘等。

5. 肝、胆　老年人肝脏明显缩小，肝细胞数也减少，结缔组织反而增多，易造成肝纤维化和肝硬化。肝脏合成蛋白质功能下降。肝细胞内各种酶的活性降低，对内、外毒素的解毒能力下降，易引起药物不良反应，造成肝损伤。胆汁的分泌和排泄功能也减弱，影响肠道消化吸收功能；还可由于收缩和排空障碍，使胆汁积留而发生胆石症。

6. 胰腺　胰腺分泌消化酶的腺泡数目减少，相应的消化酶即胰淀粉酶、胰脂肪酶、胰蛋白酶和糜蛋白酶分泌量也随之减少，食物中的蛋白质和脂肪也不能完全消化，因此影响其吸收。同时，由于脂肪的吸收障碍，老年人容易发生糖尿病。

四、感觉系统变化

1. 视觉

（1）角膜：随年龄的增长，角膜边缘基质层发生脂肪变性，出现灰白色环状类脂质沉积，称为"老年环"。50～60岁老年人约60%有老年环，超过80岁的老年人几乎全部都有老年环。

（2）结膜：随着年龄的增长，老年人血管硬化变脆，易发生结膜下出血。

（3）虹膜：老年人的虹膜血管与虹膜实质的硬化，导致瞳孔变小，对光反应不灵敏。

（4）晶状体：老年人晶状体核变大，非水溶性蛋白质逐渐增多，导致晶状体硬化，弹性减退，加上睫状肌萎缩，功能减弱，使晶状体调节功能和聚焦功能减退而视近物能力减退，形成老视。甚至晶状体浑浊，晶状体老化，使老年人对红绿光的感觉减退。易发生青光眼。

（5）玻璃体：随着年龄的增长，玻璃体的胶原纤维网状结构塌陷，玻璃体液化，其容积不断扩大导致玻璃体后脱离。玻璃体后脱离时，浓缩胶体漂浮到视野，人感到眼前有漂浮物，如点状物、飞蝇、环形物等。

（6）视网膜：老化主要表现为视网膜周边变薄，出现老年性黄斑变性。

（7）泪器：包括泪腺和泪道。老年人泪腺萎缩，泪液分泌减少，眼睛发干和角膜的透明性降低。此外，老年人泪管周围的肌肉、皮肤弹性均减弱，导致有些老年人常会有流泪现象。

2. 听觉　老年人耳廓软骨和软骨膜的弹性纤维减少，弹性减低，易因外伤导致损害。耳郭表面皱襞松弛，凹窝变浅，使收集声音和辨别方向的能力下降。外耳道的神经末梢萎缩导致感觉迟钝，同时中耳和内耳的骨质逐渐变硬、增生，鼓膜和前庭窗上的膜变厚、变硬，弹性减低，从而使听神经功能逐渐衰退，声波从内耳传至脑的功能障碍，所以老年人的听力逐渐丧失，导致老年性耳聋。此外，还会伴有耳鸣，耳鸣呈高频性，开始为间断性，可逐渐发展为持续性。听觉高级中枢对音信号的分析减慢，反应迟钝，定位功能减退，导致老年人在噪声环境中听力障碍明显，故老年人喜欢安静，喜欢与讲话慢的人对话。

3. 味觉　味觉的感受器是味蕾，味觉敏感度受食物的水溶性和刺激物的温度影响，在20～30℃，味觉最为敏感。随着年龄的增长，味蕾逐渐萎缩、减少，功能逐渐减退。

4. 皮肤　老年人皮肤脂肪减少，弹力纤维变性、缩短，使皮肤松弛、弹性下降，出现皮肤皱纹。面部出现最早，尤其是额部。眼角外侧和脸部的皱纹呈放射状，称为鱼尾纹，被看作是年过 40 岁的标志。其次为上下眼睑和口唇周围。50 岁以后，口唇以下的皱纹及鼻唇沟也逐渐加深，颈部皱纹有时比面部变化更加显著。皮脂腺减少、萎缩，皮脂分泌减少，同时皮脂的成分也有改变。尤其是高龄时胆固醇和鲨烯增加，导致皮肤干燥、粗糙、没有光泽，还伴有糠秕状脱屑。也有部分老年人皮脂腺增生，皮肤显得光亮油腻，汗腺减少，汗液分泌减少，皮肤变得干燥，皮肤的排泄和调节体温的功能下降。

皮肤表皮层变薄，细胞层数减少，再生缓慢，所以发生皮肤损伤时，不易愈合。皮肤变薄，使抵抗力降低，易受各种理化因素、机械刺激损伤，因此，老年人长期卧床易发生压疮。皮肤色素沉着增加，皮肤上可有许多色素沉着性斑片，即老年性色素斑，多在颜面、四肢等暴露部位。皮肤的毛细血管变得稀疏，所以皮肤变得苍白，血管脆性增加，易发生出血现象。

五、内分泌系统变化

1. 垂体　老年人垂体的体积缩小，组织结构呈纤维化和囊性改变。腺垂体（垂体前叶）的生长激素释放减少，因而老年人肌肉和骨骼组织中的矿物质减少，脂肪增多，体力下降，易产生疲劳。

2. 甲状腺　进入老年期后，甲状腺逐渐萎缩，可出现纤维化、淋巴细胞浸润和结节化。

3. 肾上腺　随着年龄的增长，老年人肾上腺发生不同程度的纤维化，肾上腺皮质和髓质的细胞均减少，腺体重量减轻；调节蛋白质、糖类及脂肪代谢的皮质醇及调节水、盐代谢的醛固酮的分泌量都减少。

4. 胰岛 胰岛细胞渐趋萎缩,并有脂褐素沉积,胰岛素分泌因此而减少;胰岛的功能减退,对葡萄糖刺激的应答能力减弱;肝细胞膜表面的胰岛素受体减少,对胰岛素的敏感性降低;加之老年人活动量减少等因素,致使对糖的利用不充分,出现糖和脂肪的代谢障碍,引起肥胖和糖尿病。

5. 卵巢 随着年龄的增长,卵巢的重量逐渐减轻,60岁时只有成熟期的40%,卵巢性激素的周期性变化减退,激素水平低下,绝经后期分泌功能几乎消失。

6. 睾丸 老年人生精上皮细胞减少,精曲小管变窄,间质细胞聚集成丛状,而数量明显减少,睾丸体积和重量均随着年龄增长而逐渐下降,70岁时只有青春期的50%。激素合成能力下降,血浆总睾酮及游离睾酮水平均显著低于青春期。

六、泌尿系统

1. 输尿管 老年人输尿管的肌层变薄,支配肌肉活动的神经减少,尿液流入膀胱速度减慢,且易产生尿液向输尿管反流而引起逆行感染。

2. 膀胱 老年人膀胱肌肉萎缩,收缩无力;肌层变薄,纤维组织增生,容量减少,50岁的膀胱容积只有20岁的40%,可导致尿外溢、残余尿增多、尿频、夜尿增多、排尿无力及排尿不畅等症状的发生。同时随着年龄增长,支配膀胱的自主神经系统功能障碍,使老年人出现尿频或尿意延迟,甚至尿失禁的情况。

3. 尿道 老年人的尿道括约肌逐渐萎缩、松弛和纤维化,使尿液流速减慢,排尿无力、不畅,导致残余尿和尿失禁;老年人尿道腺体分泌减少,尿道感染的发生率增高。

七、心血管系统变化

1. 心脏 心脏具有推动血液循环,向器官、组织供氧和各种营养物质,并带走代谢产物,使细胞维持正常的代谢和功能的作用。心脏的结构老化和功能改变可导致老年人活动缓慢,活动能力下降。

2. 血管 老年人动脉、静脉和毛细血管均发生不同程度的老化,胶原、弹性蛋白及钙质的沉积使血管变硬、韧性降低、管腔缩小,致周围血管阻力增加,血流缓慢。老年人收缩压升高较常见,但由于外周血管阻力的增加也可使舒张压升高。当体位改变时,老年人易发生直立性低血压,导致跌倒和受伤。

八、神经系统变化

1. 神经细胞 神经细胞随年龄的增加而减少是神经系统老化的典型特征。神经系统老化的特点是20~30岁时神经细胞开始随年龄的增加而逐渐减少。70岁以后老年人神经细胞总数减少达45%。不同个体之间差异也很大。脑神经细胞的减少使大脑主要表现为皮质萎缩,体积缩小,重量减轻。脑萎缩主要发生在大脑皮质,皮质变薄,脑沟增宽,脑回变窄,以额叶、颞叶多见。此外,轴突和树突也伴随神经元的变性而减少,使运动和感觉神经纤维传导速度减慢,神经系统功能受到损害。

2. **睡眠**　老年人的总睡眠时间、睡眠形态及深睡眠时间均减少。研究显示,多数 70～80 岁老年人,每晚深睡眠时间只占全部睡眠的 5%～7%,多数时间为浅睡眠。老年人睡眠障碍多表现为入睡困难、早醒、夜梦多、晨起后无解除疲劳的感觉。此外,睡眠过多或睡眠过深也属老年人睡眠障碍,随着年龄的增长,这些表现会更突出。

九、生命体征的测量

生命体征是体温、脉搏、呼吸和血压的总称,是机体内在情况的一种客观反映,是测量机体内健康状况的指标。

1. **体温**

(1)正常体温:并不是某一具体的体温点,而是指一定的温度范围。由于体核温度不易测量,临床上测量体温常以口腔、腋下、直肠温度为标准。在 3 种测量方法中,直肠温度最接近于人体深部温度。但在临床护理工作中,口腔、腋下温度的测量更为方便和常用。正常体温的平均值及范围见表 3-1。

表 3-1　正常体温的平均值及范围

部位	平均值	正常范围
口腔	37.0℃	36.3～37.2℃
腋下	36.5℃	36.0～37.0℃
直肠	37.5℃	36.5～37.7℃

(2)体温计的种类

1)水银体温计(图 3-1)。

2)笔式电子体温计(图 3-2)。

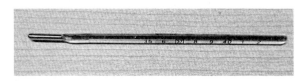
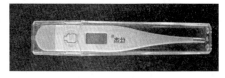

图 3-1　水银体温计　　　　　　　　图 3-2　笔式电子体温计

3)耳式红外线测温仪(图 3-3)。

4)额式红外线测温仪(图 3-4)。

(3)测体温的操作流程

1)用物准备:测量盘内盛体温计、纱布、记录本、笔和有秒针的表。

2)护理员准备:按要求着装、洗手并擦干;用纱布擦干体温计,点体温计数目;甩水银柱至 35℃ 以下。

3)环境准备:安静、整洁。

4)老年人准备:取舒适的体位(坐位、仰卧位或侧卧)。

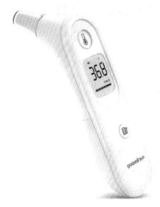

图3-3　耳式红外线测温仪

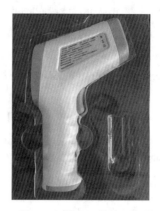

图3-4　额式红外线测温仪

5)沟通评估:向老年人解释测量体温的目的及方法,取得配合。询问老年人 30min 内有无剧烈运动、进食、坐浴等活动或其他不适。

6)操作方法:携物至床前→向老年人解释→根据老年人情况选择测温方法。

试口温:嘱老年人张口→将口表水银端斜放舌下→嘱老年人闭口、勿咬,3min 后取出→擦净并查看体温计度数、记录。

试腋温:协助老年人解开衣扣→擦干腋下→将体温计水银端放于腋窝深处紧贴皮肤、屈臂过胸夹紧 10min 取出,查看度数、记录。

试肛温:协助老年人取侧卧或屈膝仰卧位,露出臀部→润滑肛表水银端(20% 肥皂水或油剂润滑肛表)→水银端轻轻插入肛门(3～4cm)→扶托 3min 后取出→卫生纸擦净肛门、擦净体温计,查看度数、记录。

7)整理用物:操作完成后,护理员协助老年人采取舒适体位,整理用物,洗净双手,并认真填写记录。

8)体温计用后的处理:口表、肛表应清洗净,浸泡消毒液中 30min(过氧乙酸溶液或其他消毒剂浸泡,消毒液应每日更换),取出体温计甩至 35℃ 以下,再放入 75% 乙醇浸泡 30min;纱布擦干待用。腋表可直接用 75% 乙醇浸泡 30min,纱布擦干待用。

9)注意事项:如果体温超过了 39℃,在使用退热药时会大量出汗,丧失大量的体液,老年人体弱和心血管患者易出现血压下降、脉搏细速、四肢厥冷,应严密观察,配合医生及时处理,饮食上也要多加注意。

指导老年人补充水分、营养,鼓励其多饮水,必要时给予静脉补充。

随时擦干汗液,更换衣服和床单,防止受凉,保持皮肤的清洁和干燥,应卧床休息,老年人体质虚弱,应安置舒适的体位,同时调节室温。

2. 脉搏

(1)动脉脉搏:在每个心动周期,动脉内的压力也发生周期性的变化,导致动脉管壁产生有节律的搏动,简称脉搏。

(2)脉率:是指每分钟脉搏搏动的次数。正常成人在安静状态下脉率每分钟是 60～100 次。正常情况下,脉率与心率是一致的。

(3)脉律:是指脉搏的节律性。正常脉律跳动均匀规则,间隔时间相等。但正常小儿、青年和成年人中,可出现吸气时增快,呼气时减慢,称为窦性心律不齐,一般没有临床意义。

(4)脉搏测量的操作流程

1)用物准备:秒针的表、记录本、笔。

2)护理员准备:按要求着装、洗手、向老年人解释。

3)环境准备:安静、整洁。

4)老年人准备:休息数分钟、心情平静,取坐位或卧位。

5)沟通评估:向老年人解释测量脉搏的目的及方法,取得配合。询问老年人 30min 内有无剧烈运动、进食、坐浴等活动或其他不适。

6)测脉搏操作程序:协助老年人手臂放舒适位置。

护士手掌朝下→将示、中、环指的指端按在老年人的桡动脉表面(指端按桡动脉压力的大小以能清楚触及脉搏的搏动为宜)(图 3-5)。

计数 30s(异常脉搏测 1min。发现有脉搏短绌,应两人同时分别测量,一人测心率、一人测脉搏,记录为心率/脉率/分)。

7)整理用物:操作完成后,护理员协助老年人采取舒适体位,整理用物,洗净双手,并认真填写记录。

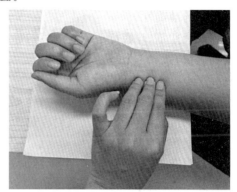

图 3-5　测量脉搏

8)注意事项

①不可用拇指诊脉,因拇指动脉搏动较强,易与患者脉搏相混淆。

②如果测脉率前患者有剧烈运动、紧张、恐惧、哭闹等活动,则应休息 30min,待其安静、情绪稳定后再测。

③偏瘫患者,应选择健侧肢体测量脉搏。

(5)脉搏异常的护理

1)休息与活动:指导患者增加卧床休息的时间,适当活动,以减少心肌耗氧量。

2)加强观察:观察脉搏的脉率、节律、强弱等,观察药物的治疗效果和不良反应。有起搏器应做好护理。

3)心理护理:消除紧张、恐惧情绪。

3. 呼吸

(1)呼吸定义:机体在新陈代谢过程中,需要不断地从外界环境中摄取氧气,并将机体产生的二氧化碳排出体外,这种机体与外环境之间进行气体交换的过程,称为呼吸。呼吸是维持机体生命活动和内环境恒定的重要生理功能之一。正常值为 12～20 次/分。

(2)呼吸的测量

1)用物准备:有秒针的表、记录本、笔。

2)护理员准备:按要求着装、洗手、向老年人解释。

3)环境准备:安静、整洁。

4)老年人准备:休息数分钟、心情平静,取坐位或卧位。

5)沟通评估:向老年人解释测量体温的目的及方法,取得配合。询问老年人 30min 内有无剧烈运动、进食、坐浴等活动或其他不适。

6)测呼吸操作程序:测脉搏后手仍按在老年人的手腕上,观察老年人的胸部和腹部的起伏(吸→呼为一次)。计数(异常呼吸测1min。危重老年人其呼吸微弱不易观察时,可用棉花少许置鼻孔前,观察棉花吹动情况并计数)。

7)整理用物:操作完成后,护理员协助老年人采取舒适体位,整理用物,洗净双手,并认真填写记录。

8)注意事项

①测量呼吸前如有剧烈运动、情绪激动等,应休息30min后再测。

②呼吸受意识控制,因此测量呼吸前不需解释,测量中不要使患者觉察,以免引起紧张,影响测量的准确性。

③病情危重、呼吸微弱不宜观察的患者,可用少许棉花置于患者鼻孔前,观察棉花纤维被吹动的次数,计数1min。

4.血压

(1)概念

1)血压:血管内流动的血液对单位面积血管壁造成的侧压力。

2)收缩压:在心室收缩时,动脉血压上升达到的最高值。

3)舒张压:在心室舒张末期,动脉血压下降达到的最低值。

4)脉压:收缩压和舒张压的差值。

(2)血压评估

1)高血压:未服用抗高血压药物的情况下,成人收缩压≥140mmHg和/或舒张压≥90mmHg。

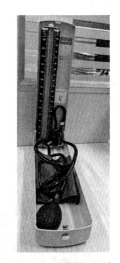

2)低血压:血压低于90/60~50mmHg称为低血压。常伴明显的血容量不足的表现:如脉搏细速、心悸、头晕等。

3)脉压增大:>40mmHg。常见于主动脉硬化、主动脉瓣关闭不全、动脉导管未闭、甲状腺功能亢进等。

4)脉压减小:<30mmHg。常见于心包积液、心力衰竭等。

图3-6 水银血压计

(3)血压计的种类

1)水银血压计(图3-6)

2)无液血压计(图3-7)

3)电子血压计(图3-8)

(4)血压的测量

1)用物准备:血压计(检查完好)、听诊器、记录本、笔。

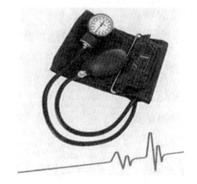

2)护理员准备:按要求着装、洗手、检查血压计。

3)环境准备:安静、整洁。

4)老年人准备:休息数分钟,心情平静,取舒适体位(坐位或卧位)。

图3-7 无液血压计

5)沟通评估:向老年人解释测量血压的目的及方法,取得配合。询问老年人30min内有无剧烈运动、进食、坐浴等活动或其他不适。

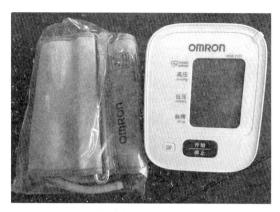

图 3-8　电子血压计

6）上肢血压测量操作程序

①携物至床边，向老年人解释。

②选择被测肢体，协助老年人宽松衣袖，暴露上臂，使手掌向上、肘部伸直（瘫痪老年人应在健侧上臂测量）。

③使老年人被测肢体肱动脉、心脏及血压计零点处于同一水平位置，坐位时平第 4 肋软骨，仰卧时平腋中线。

④打开血压计开关，驱尽袖带内空气。

⑤平整无折叠地缠袖带于上臂中部，袖带下缘距肘窝上 2～3cm，袖带松紧以能放入一指为宜，戴好听诊器。

⑥一手持听诊器胸端置于肱动脉搏动处轻加压，另一只手关闭气门向袖带内充气，打气平稳，高度以动脉搏动音消失后再升高 2.6～4.0kPa（20～30mmHg），松开气门缓慢放气，放气速度以 0.5kPa（4mmHg）/s 为宜（图 3-10）。

⑦同时听搏动音并双眼平视观察水银柱下降所指刻度，听到第一声搏动所指的刻度数值为收缩压。

⑧继续放气，当听到声音突然减弱或消失，此时的刻度数值为舒张压（如血压未听清或异常需要重测时，应该先将袖带内气体驱尽，使血压计汞柱降至 0 点后再进行测量）。

⑨测量毕，取下袖带，排尽余气，整理袖带放入盒内，将血压计盒盖右倾 45°使汞液回流入槽内，关闭汞槽开关。

⑩协助老年人穿衣，恢复体位并记录。

7）整理用物：操作完成后，护理员协助老年人采取舒适体位，整理用物，洗净双手，并认真填写记录。

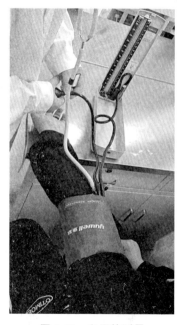

图 3-10　血压的测量

8)注意事项

①测量前,应检查血压计的压力表有无破裂,汞柱是否保持在"0"处,水银量是否充足,胶管和输气球是否漏气。

②应尽量做到定时间、定部位、定体位、定血压计。

③对有偏瘫的患者,应测量健侧手臂血压,因患侧血液循环有障碍,不能反映机体血压的真实情况。

④如发现血压听不清或异常,应重复测量,先将袖带内的空气驱尽,使汞柱降至"0",稍等片刻再进行测量,直到听准为止。

十、本 节 小 结

生理特点及生命体征监测是养老护理员照护老年人的必备知识之一,是从事护理照护工作的基础和前提。本节内容着重讲解了老年人的生理特点及观察老年人的生命体征的变化,期望通过本节内容的学习,养老护理员能够掌握老年人生理的特点,能够正确为老年人测量生命体征并掌握异常生命体征的护理措施,运用所学知识更好地照护服务老年人,提高老年人满意度。

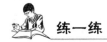 练一练

单选题

1. 腋温的正常值(　　)

   A. 36.5～37.0℃　　　　B. 36.3～37.2℃　　　　C. 36.5～37.7℃　　　　D. 36.5～37.5℃

2. 脉搏低于(　　)称为心动过缓

   A. 40 次/分　　　　　　B. 60 次/分　　　　　　C. 80 次/分　　　　　　D. 100 次/分

3. 呼吸的正常值(　　)

   A. 18～20 次/分　　　　B. 14～20 次/分　　　　C. 16～20 次/分　　　　D. 20～24 次/分

4. 正常成年人的舒张压在(　　)

   A. 90～120mmHg　　　B. 90～140mmHg　　　C. 60～90mmHg　　　D. 60～140mmHg

5. 正常人体腋下体温 24h 内波动一般不超过(　　)℃

   A. 3　　　　　　B. 1　　　　　　C. 2　　　　　　D. 4

第三节　护理特点

【案例导入】　护理员巡查时发现王爷爷不见了。王爷爷腿部静脉曲张做过两次手术,万一出了意外如何是好。护理员找了一遍找不到,报告院领导,办公室、护理部、医务室、门卫分头行动,全院拉网式寻找,才在办公区男厕所后墙边发现了王爷爷。他说:"今天天气好,俺看见你们来点名,寻思着跟你们玩个藏猫猫,没想到还是被找着了,哈哈!"这个玩笑开得真让人哭笑不得。

【问题评估】　护理员对于老年人的生活护理。

【工作思考】　护理员应如何应对老年人的日常生活需求？

【工作与学习目标】

1. 了解老年人的日常生活。

2. 掌握老年人日常生活的特点及需求。

一、老年人的日常生活照护

1. 建立合理的生活方式

(1)维持科学的生活规律

1)生活节律安排有序:老年人每日的作息时间、活动安排应科学有序,在尊重老年人的生活习惯的基础上,协助老年人培养良好的生活节律,帮助老年人建立和维持适合健康状况的生活节律,使老年人在精神上感到安心和安全。

2)合理用脑,延缓大脑老化:到了老年,坚持不懈地积极用脑能够促进神经细胞的发育,延缓大脑衰老。

(2)养成良好的生活习惯

1)作息时间有规律:养成早睡早起的习惯,保证充足的睡眠时间。可根据季节调节起居活动。春冬季要注意防寒保暖;夏季天气炎热,要注意防暑;秋季早晚温差较大,要适当增加衣服。

2)饮食应有规律:提倡在每日 3 次正餐的基础上可适当增加进餐次数,定时定量,少食多餐,不要暴饮暴食,注意营养卫生。

3)养成定时大便的习惯:养成定时排便的习惯,无论有无便意,每天要在一定的时间如厕,预防功能性便秘。

4)进行适量的运动:适量的运动对老年人健康很有帮助,可根据身体状况和爱好选择可以长期坚持的运动方式。

5)注意清洁卫生:保持个人的清洁卫生,尽可能生活自理。

2. 饮食护理　改善饮食营养以防止衰老和老年多发病,维护老年人的健康。

(1)老年人的饮食原则

1)平衡膳食。

2)合理烹调加工。

3)促进食欲。

4)良好饮食习惯。

5)注意饮食卫生。

(2)饮食护理

1)一般护理:室内空气新鲜,注意通风换气,排除异味;和他人一起进餐则会有效增加进食量;鼓励自行进餐;在老年人不能自行进餐,或因自己单独进餐而摄入量少,并有疲劳感时,照顾者可协助喂饭,并注意尊重其生活习惯,掌握适当的速度与其相互配合。

2)吞咽能力低下者的护理:一般采取坐位或半坐位,偏瘫的老年人可采取侧卧位。最好是卧于健侧。进食过程中应有照顾者在旁观察,以防发生事故。进餐前应先喝水湿润口腔,尤其是脑血管障碍和神经功能失常的老年人。

3. 清洁护理

(1)头发的清洁护理:协助老年人保持头发的清洁卫生,定期洗头,头发和头皮干燥者则清洁次数不宜过多,建议每周 1~2 次。

(2)口腔卫生护理:养成良好的口腔卫生习惯,每天早晚刷牙各 1 次,时间安排在饭后 3min,每次刷牙 3min。饭后漱口。

(3)衣着卫生护理:衣着的款式选择易穿脱、不妨碍活动的样式,衣料质地选择质地柔软、吸水性好、透气性能佳的。

(4)皮肤的清洁:注意保持皮肤卫生,特别是肛门、会阴部、腋下等皱褶部位容易发生感染,多注意皮肤颜色及压疮。

4. 活动护理　活动和运动对老年人来说很重要,生命在于运动,活动可以促进人体新陈代谢,增强和改善机体的功能,延缓衰老。

(1)老年人运动的类型和强度:老年人的运动类型以肌肉等张收缩为主的大骨骼运动最为理想。如散步、快步走、慢跑、舞蹈等,也可根据爱好进行选择。

老年人的运动强度应根据个人能力和身体状态选择:运动量由小到大,锻炼以不感到疲劳,肌肉不酸痛为度。运动后最适心率(次/分)＝170－年龄。

(2)老年人运动与锻炼的原则

1)时间上要持之以恒。

2)活动量上要因人而异。

3)强度适宜,注意自我检测。

4)方法上要循序渐进。

(3)老年人运动和锻炼的注意事项

1)清晨锻炼空气新鲜。

2)饭后不要马上活动(1~2h 后)。

3)注意气候的变化。

4)身体不适、食欲减退、睡眠不佳不宜锻炼。

5)运动监护:运动后对生命体征进行监护。

6)注意防止跌倒。

5. 辅助生活用品的使用　老花镜、助听器、助行器的使用。

6. 注意与老年人的沟通与交流

二、老年人的日常生活照护的特点及需求

1. 老年人的文化生活以修身养性、娱乐消遣、追求精神、有所寄托为主要目的,"戒之在得",不追逐功名利禄,不相互计较高低,勿陷入低级趣味。

2. 受年龄日长、精力日衰,甚至疾病困扰所限,老年人的文化生活应随个体状况而定,要精而少,惜力节神,量力而行,以健康安乐为重。

3. 偏重于传统的内容与形式,适合不同层次、不同文化要求人群的需要,勿追求高难度、快节奏、过高雅,以群众性、趣味性为主。但这并非排斥现代文化与外来文化,而要兼收并蓄,

洋为中用。

4. 就当前现实情况而言,要以普及为主,并在普及的基础上加以提高,扎扎实实地、稳步地进行我国老年文化建设。

三、本节小结

本节内容着重描述了老年人生活护理的内容、特点及需求等要点,希望通过本节内容的学习,护理员能够了解老年人的日常生活需求及护理措施,促进老年人的身心健康。

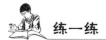 练一练

单选题

1. 老年人饭后多久可以运动(　　)
   A. 1～2h　　　　　B. 2～3h　　　　　C. 3～4h　　　　　D. 4～5h
2. 老年人日常照护不包括(　　)
   A. 活动护理　　　　B. 体格检查　　　　C. 清洁护理　　　　D. 饮食护理

(任　鹤　邢凤梅)

第4章　老年人安全隐患的认知和照护

【纲要概览】　老年人安全隐患防范是保障安全的重要内容。本章将对老年人常见的安全隐患进行较系统的介绍,通过临床案例导入、问题评估、工作思考引入学习目标,突出必备知识和关键技能融合,强调安全提示及操作要点,这些内容均与护理员的日常工作息息相关,能够在一定程度上提升护理员对患者的照护能力,能够促进疾病恢复、保障患者住院安全,对护理员培训工作具有较实用的参考意义。

第一节　误吸的照护和安全防护

【案例导入】　李爷爷,80 岁,诊断为"脑梗死"。自发病后活动不利,护理员小王负责照顾他。午餐时,小王喂食米饭速度过快,李爷爷出现不断呛咳。

【问题评估】　患者进食时发生误吸,不断呛咳。

【工作思考】　护理员如何避免误吸事件发生?

【工作与学习目标】

1. 熟悉误吸的危害及误吸发生的危险因素。

2. 掌握误吸的防护方法。

一、基 础 知 识

1. **误吸的定义**　误吸是指进食或非进食时,在吞咽过程中有数量不一的液体或固体食物(甚至还可包括分泌物、痰液或血液等)进入到声门以下的呼吸道,而不是像通常一样全部食团随着吞咽动作顺利地进入食管。误吸分显性和隐性两类,有 50%～70% 的患者可以毫无知觉地发生误吸。误吸是引起吸入性肺炎的主要原因,甚至可造成患者窒息、死亡。

2. **误吸发生的危险因素**

(1)生理因素:年龄最突出,发生误吸的患者以高龄者居多。老年人各器官功能减退、肌肉松弛,特别是食管平滑肌松弛后,食管的 3 个狭窄部逐渐消失,胃肠道功能减弱,致使食物排空时间延长,当体位改变或腹内压增高时,即可发生食物反流。

（2）疾病因素

1）脑血管疾病：如脑梗死、脑出血等致脑神经损伤。

2）有颅腔病变、神经肌肉病变者。

3）重度老年性痴呆：脑萎缩，脑功能严重受损。

4）肺部感染的老年患者：呼吸肌弹性及肺功能降低，肺部扩张力下降、充气不足，使老年患者排出异物的能力缺失，易发生痰液阻塞，造成误吸，甚至窒息。

5）晚期肿瘤患者：常见口腔牙龈癌、鼻咽癌等，口腔分泌物增多，吞咽反射及咳嗽反射降低。

6）咽喉及邻近部位损伤者。

7）昏迷或意识障碍者。

8）高龄老年患者及卧床不起者：基础疾病多，全身情况差。

（3）护理员对误吸认知缺失：护理员入职快，培训内容少，不能识别误吸现象。

二、目　　的

掌握误吸的防护方法有助于预防误吸事件的发生，减少住院期间不良并发症如吸入性肺炎的发生，保证患者安全。

三、安 全 提 示

1. 患者入院后，护士给予评估，告知护理员误吸发生的高危程度，识别高危人群，做好误吸防护。

2. 护理员要在护士的指导下，按要求执行患者是否进食、进食的种类及进食量。

四、防 范 要 点

1. 由护士评估病情、体力、吞咽及咳嗽反射、咀嚼功能、意识状态等，根据病情选择进食途径。

2. 进食

（1）进食准备：进食前 30min 停止其他活动，做好就餐准备，对拒食患者做好心理疏导。

（2）进食体位。

1）尽量采取坐位或半卧位，卧位患者应至少床头抬高 30°，以利于吞咽动作，减少误吸机会。

2）进食后不宜立即平卧休息，应保持坐位或半卧位 30min 以上，以避免胃内容物反流。

3）如在喂食过程中出现呛咳现象应立即停止进食，行侧卧位或俯身，轻叩胸背部将食物咯出，并及时向医护人员报告。

4）给偏瘫卧床患者喂食，可取躯干仰卧位，头部前屈，偏瘫侧肩部以枕垫起，护理员位于患者健侧喂食，这样食物不易从嘴中漏出，利于食物向舌部运送，减少反流和误吸。

（3）选用适当的食具，如有需要可选用细匙羹。

3. 食物选择

(1)避免进食黏稠、汤类流质、干硬的食物和较大的胶囊状药物,食物要适应患者的吞咽状态,选择食物以松软、易消化、易于咀嚼和吞咽为原则,如面条、稀饭、鸡蛋汤等。

(2)晚期口腔肿瘤患者应及时处理口腔内分泌物,伴有吞咽功能障碍者不适宜口腔喂食。

4. 进食量及速度

(1)进食不宜过快、过急,要咽下一口,再吃一口。

(2)神志不清者,每喂一口要先用餐具或食物碰一下患者的口角,然后将食物送进口里,每勺饭量不要太多,速度不要太快,给患者充足时间进行咀嚼和吞咽,不要催,出现作呕反射时,暂停进食。

(3)少而精,七八分饱即可。

5. 进食环境

(1)避免情绪紧张与激动,注意力集中。给患者喂食过程中,耐心细致,不急不躁,不要跟患者交流不相关的问题。家属在的时候强调不要在进餐时和患者讲话,以免注意力分散引起误吸。

(2)特别注意从睡眠中刚清醒的患者,应在患者意识完全清晰后再喂食。

6. 鼻饲

(1)鼻饲的操作由护士进行,持续胃管滴注者,护理员要注意观察滴注过程中是否有异常现象发生,如呕吐、呛咳,及时报告护士。

(2)鼻饲时抬高床头 30°～45°,无法坐起者可取右侧卧位,鼻饲后要继续抬高床头 30～60min。

7. 如能吞咽,但易呛咳者,可将头稍垫高,偏向一侧,谨慎喂食,避免误入气管引起窒息。进食后应保持坐位至少半小时,防止食管反流引起的噎食。

五、其　他

1. 鼓励患者咳嗽及做呼吸锻炼,以促进保护性的生理反射恢复,协助患者排痰,保持呼吸道通畅,预防误吸、噎食的发生和减轻因误吸造成的不良后果。

2. 肺部感染患者睡眠时宜采取头稍高的右侧卧位,避免痰液反流入呼吸道。

六、相关知识链接

1. 吸入性肺炎,指吸入酸性物质、动物脂肪如食物、胃内容物及其他刺激性液体后,引起的化学性肺炎。严重者可引起呼吸衰竭,甚至影响生命。

2. 吞咽功能评定,常用方法为洼田饮水试验

(1)正常:5s 内 30ml 温水一饮而尽,无呛咳。

(2)轻度:5s 内 30ml 温水一饮而尽,有呛咳。

(3)中度:5～10s,2 次以上饮完,有呛咳。

(4)重度:呛咳多次发生,10s 内不能饮完。

3. 吞咽基础训练

(1)呼吸训练

1)腹式呼吸:先呼气后吸气,呼气收肚子,吸气鼓肚子。

2)缩唇呼吸:经鼻腔吸气,呼气时将嘴唇缩紧如吹口哨样,4～6s 内将气体缓慢呼出。

(2)颈部放松训练:前屈、后伸、左右转头。

1)发音训练:仿咳嗽动作。

2)口面器官运动操:睁大眼、闭紧眼,龇牙、噘嘴,左右鼓腮,叩齿,伸舌→放松→反卷舌,舌左右摆动,舌转圈,吞咽动作。

七、本节小结

误吸的防范是护理员照护患者的必备技能之一。本节内容着重描述了误吸防范的操作方法及进食过程中误吸观察的要点,期望通过本节内容的学习,护理员对误吸的防范有良好的认知,能够正确判断误吸事件发生的危险程度,协助护理人员排除高危因素,做好病情观察,这在患者住院治疗与护理安全方面,具有保证患者生命安全的意义。

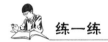

练一练

1. 单选题

(1)发生误吸,下列哪一项不是最常见的异物(　　)

A. 食物　　B. 水　　C. 呕吐物　　D. 痰液

(2)误吸发生后,最容易出现的并发症(　　)

A. 吸入性肺炎　　B. 窒息　　C. 胃炎　　D. 喉炎

2. 判断题(正确的用√表示,错误的用×表示)

(1)为老年性痴呆患者喂食,患者不愿活动,可以取仰卧位。(　　)

(2)患者雾化吸入后,因咳嗽反射痰液在口腔内,等他自己吐出来就好了,不需要处理。(　　)

第二节　压力性损伤的认知与防范

【案例导入】　张爷爷,74 岁,诊断为"脑出血"。张爷爷意识不清,生活不能自理,护理员小张负责照顾他。护士巡视病房时,发现张爷爷足跟和骶尾处部分皮肤发红,压之不退色,最大面积达 2cm×3cm。

【问题评估】　患者足跟和骶尾部位出现皮肤发红,压之不退色,皮肤出现压力性损伤。

【工作思考】　护理员应如何做才能避免患者皮肤发生压力性损伤?

【工作与学习目标】　掌握预防压力性损伤发生的关键方法,为患者做好皮肤安全护理。

一、概　　念

1. 压力性损伤的定义　2016 年 4 月 13 日美国压疮咨询委员会(UPUAP)宣布:将术语"压力性溃疡"改为"压力性损伤",另外还增加了"医疗器械相关性压力性损伤"和"黏膜压力性损伤"两个定义。压力性损伤是位于骨隆突处、医疗或其他器械下的皮肤和/或软组织的局部损伤,可表现为完整皮肤或开放性溃疡,可能会伴疼痛感。损伤是由于强烈和/或长期存在的压力或压力联合剪切力导致。局限性损伤指相关身体局部组织长期受压,血液循环障碍,局部持续缺血缺氧,组织营养缺乏,致使皮肤失去正常功能,重者坏死组织可发生感染,甚至威胁生命。定时翻身是预防长期卧床患者发生压力性损伤的最有效措施,实质上是弥补机体对生理反射活动失调的主要措施。

2. 压力性损伤的原因

(1)外在因素

1)压力:压力垂直作用于受力面是压力性损伤发生的主要因素。

2)摩擦力:两物体表面运动时产生阻碍物体运动的阻力,当摩擦力作用于皮肤时,易破坏皮肤的角质层。

3)剪切力:由两层组织相邻表面间的滑行而产生的进行性的相对移动所引起,由摩擦力与压力相加而成,与体位有密切关系(图 4-1)。

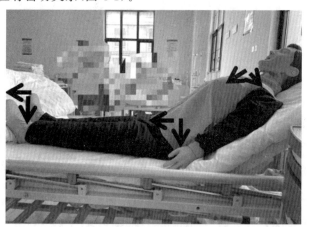

图 4-1　压力性损伤

4)潮湿:大小便失禁、出汗、创面伤口渗出、引流液渗漏等,导致皮肤浸渍、弹性下降,抵抗力减弱,易被剪切力、摩擦力损伤。

(2)内在因素

1)营养:营养不良既是压力性损伤发生的危险因素,也是其经久不愈的主要影响因素,营养不良可造成皮下组织减少,受压部位易发生血液循环障碍,增加发生概率。

2)运动障碍、感觉障碍、急性病、年龄、体重、血管病变、脱水等。

(3)诱发因素

1)温度:体温每升高 1℃,组织代谢需氧量增加 10%。组织持续受压产生缺血、缺氧和营养物质供应不足,合并体温升高引起的高代谢需求可增加压力性损伤的易感性。

2)坐、卧的姿势,移动患者的技术,大小便失禁等。

3. 易发生压力性损伤的高危人群

(1)年龄:压力性损伤的发生率随年龄增大而增高。

(2)肥胖者:体重造成骨突处较大的压力。

(3)身体衰弱、营养不良、贫血、糖尿病者:骨突处的皮下组织较薄,受压部位缺乏肌肉组织和脂肪组织保护。

(4)使用镇静药的患者,神经疾患或因脑血管意外、外伤而昏迷的患者自发性的身体活动减少。

(5)烦躁不安被约束而无法自行翻身的患者。

(6)水肿患者:特别是骶尾或臀部水肿。

(7)发热患者和大小便失禁的患者:皮肤经常受汗液、大小便等潮湿因素刺激。

(8)疼痛的患者:为避免疼痛而不敢活动,处于强迫体位。

(9)石膏绷带和夹板及外科装置使用不当的患者:石膏使用不平整或有渣屑、夹板等装置放置或牵引不当,致使局部血液循环不良,组织缺血坏死。

4. 压力性损伤好发的部位

(1)好发于受压部位。

(2)好发于缺乏脂肪组织保护、无肌肉包裹、肌层较薄的骨突处。

1)仰卧位:好发于枕骨粗隆、肩胛部、肘部、脊椎体隆突处、骶尾部(最多见)、足跟。

2)侧卧位:好发于耳郭、肩峰、肘部、髋部、膝关节内外侧、内外踝。

3)俯卧位:好发于耳郭、颊部、下颌、肩部、女性乳房、肋缘突出部、男性生殖器、髂前上棘、膝部、脚趾。

4)坐位:好发于坐骨结节。

二、目　　的

压力性损伤的治疗费用比预防费用大 25 倍,45% 的压力性损伤经过有效的预防干预完全可以避免,因此"预防压力性损伤发生"被认为是最经济的护理手段。它能够有效保护皮肤,减少并发症的发生,促进健康恢复。

三、安 全 提 示

1. 患者身上有各种导管、伤口、石膏夹板、牵引、皮肤损伤及相应部位术后患者,需要在护士指导下给予翻身、更换体位。

2. 根据患者身体活动受限情况的不同,合理更换体位,翻身时,注意保持脊柱平直,避免躯干扭曲。

3. 翻身、更换体位时,动作轻柔,避免拖、拉、推。

四、防 范 要 点

1. 做到"五勤",勤观察、勤翻身、勤擦洗、勤整理、勤更换。

2. 协助护士给予患者评估病情、意识状态、体重、肢体活动能力、皮肤完整性、患者心理反应及合作情况。

3. 掌握节力原则。

4. 避免发生患者坠床、导管滑脱等不良事件。

5. 在护士的指导下,协助护士观察。

6. 检查导管情况,有无扭曲、受压、滑脱,给予妥善固定,尿管可以从腘窝下方通过,固定于床边。

7. 检查患者皮肤情况,有无发红、水疱、破损、皮屑等,出现异常情况及时报告护士,给予处理。翻身同时可用拧干的温毛巾给予擦拭(保持皮肤清洁干燥,可增强皮肤的抗摩擦力)。如果发现皮肤发红,解除压力 30min 后,压红不消退,增加翻身次数,减少每次间隔时间,发红部位不可再受压,可垫起。

五、操 作 要 点

1. 翻身　根据病情、体重等,在护士指导下,确定翻身间隔时间,选择翻身方法及卧位。

(1)翻身方法

1)松开床尾盖被,协助患者屈膝仰卧位,双手放在腹部。

2)将枕头移向对侧。

3)将患者上半身移向自己站立的一侧床沿。

4)将患者双下肢移近同侧床沿并使之屈膝。

5)一手扶肩、一手扶膝,轻轻推患者转向对侧,使之背对护理员,将枕头移于头下。

(2)体位

1)一般卧位平均每 2h 翻身 1 次,必要时每隔 30min 翻身 1 次或在护士的指导下进行,在后背垫体位垫,胸前抱一软枕,下腿伸直、上腿弯曲,肢体处于功能位。

2)坐位时每 30～60min 更换体位,每 15min 抬高身体。

3)平卧位时除特殊治疗需要外,床头抬高角度尽可能低,应避免大于 0°,用膝枕、挡脚枕把剪切力减至最低(图 4-2)。

(3)协助患者翻身时,让患者尽量靠近操作者,使重力线通过支撑面保持平衡稳定。

(4)协助患者翻身时,不可拖或拉,应将患者稍抬起后再行翻身。可通过提起床单来抬高患者以减少摩擦。移动后须用软枕垫在背部及膝下,脚跟悬空离开床垫,减轻局部压力(图 4-3)。

(5)如患者身上置有导管和输液装置,翻身时应先安置妥当,翻身后检查导管,注意保持通畅。严重烧伤者可由护士协助,使用翻身床。

(6)为术后患者翻身时,应先检查敷料是否干燥、有无脱落,如有分泌物浸湿敷料或敷料脱落、破损等异常情况,及时报告护士,给予处理后,方可再行操作。

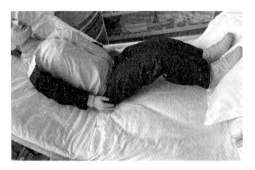

图 4-2　使用膝枕、挡脚枕

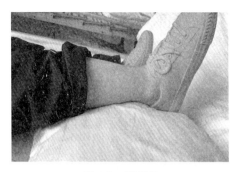

图 4-3　脚跟悬

2. 导管及医疗器械观察

(1)对留置导管的患者,在护士的指导下随时观察导管位置、是否通畅,以及导管固定部位的皮肤状况,有异常及时报告护士。协助护士更换粘贴皮肤的位置,或者用纱布包裹,降低导管对皮肤的压迫。

(2)对使用医疗器械的患者,由护士指导观察,保持皮肤清洁。发现异常及时报告护士,定时给予松卸。

3. 皮肤护理

(1)保持皮肤清洁干燥,可增强皮肤的抗摩擦力,每天早晚用温水轻轻擦洗受压部位;选用温和的肥皂,每次洗完后注意涂抹润肤膏,以避免皮肤干燥皲裂。

(2)在护士指导下可使用新型的敷料以保持皮肤的完整性,如液体敷料、水胶体敷料、透明敷料、泡沫敷料等。

(3)对因受压发红的皮肤进行按摩并不能防治压力性损伤发生,反而会加重深层组织损害,通常受压部位皮肤变红是正常的保护性反应,压力解除后 30～40min 皮肤颜色会恢复正常,不会诱发损伤发生,所以不需要进行局部皮肤按摩。

(4)大小便失禁的患者,出现污渍要及时清洁并保持干燥,肛周及会阴部先用软毛巾蘸温水清洁皮肤(禁止用力涂擦皮肤),待皮肤清洁且干燥后,护士指导给予贴保护膜或涂皮肤保护剂每日 1～2 次,避免潮湿。对于尿失禁的男性患者可用保鲜袋固定于阴茎形成一个接尿器,能够有效避免潮湿。

(5)使用便盆时应协助患者抬高臀部,不可硬塞、硬拉,可在便盆上垫软纸或布垫,不可使用掉瓷或有破损的便器。

(6)对于感觉功能下降患者(如糖尿病、水肿严重、休克等),应避免使用热水袋、冰块,并保持床单平整,干净,无皱褶。必须使用热水袋者,注意使用方法,避免烫伤发生。

(7)加强足跟部护理,小腿下垫枕。

(8)对于水肿和肥胖者,气垫圈使局部血液循环受阻,可使用 C 形圈(图 4-4)。

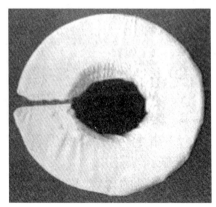

图 4-4　C 形圈

(9)保持床单、被服清洁,不可让患者直接卧于橡胶单或塑料布上。

六、相关知识链接

1. 轴线翻身方法

(1)患者去枕仰卧,操作者将大单铺于患者身下。

(2)三名操作者站于病床同侧,分别抓紧靠近患者头、肩、腰、髋及双下肢等处的大单,将患者拉至近侧,拉起床挡。

(3)操作者绕至床另一侧,三人分别抓紧患者近侧头、肩、胸、腰、背、臀及双下肢等处的远侧大单,同时将患者整个身体以圆滚轴式翻转至近侧,使患者面向操作者,放枕于头下。

2. 不同新型防护敷料的使用选择

(1)水胶体敷料:促进血运,改善压红和瘀血。

(2)液体敷料:在皮肤表面形成保护膜,用以缓解由于压力、摩擦力、浸渍等引起的症状。

(3)泡沫敷料:具有独特的三层结构,表层能够快速蒸发多余水分,起到防水、阻菌屏障作用;大小孔泡沫结构能够快速吸收、锁定渗液、有效减压;伤口接触层能够防止粘连,形成有利于愈合的湿性环境,有效预防压力性损伤。

七、本节小结

压力性损伤的防范是护理员照护患者的必备技能之一。本节内容着重描述了住院患者,尤其是卧床者皮肤的照护,介绍了压力性损伤发生的常见部位及压力性损伤的防范要点,期望通过本节内容的学习,护理员能够评估压力性损伤发生的危险因素,排除外界环境干扰,做好皮肤护理,这在患者住院期间护理安全方面具有保护皮肤、避免损伤的关键性意义。

 练一练

1. 单选题

(1)预防压力性损伤的关键是(　　)

　　A. 观察　　　　　B. 按摩　　　　　C. 翻身　　　　　D. 清洗

(2)长期卧床患者翻身的间隔时间为(　　)

　　A. 30min　　　B. 1h　　　　C. 2h　　　　D. 3h

2. 判断题(正确的用√表示,错误的用×表示)

(1)由于病情,需要患者绝对卧床,但是患者可以自己翻身,所以不需要观察皮肤。(　　　)

(2)常见的胃管、尿管等管路不会造成压力性损伤出现。(　　　)

第三节　疼痛的照护和安全防护

【案例导入】　张奶奶,81岁,诊断为"颈椎病"。护理员小王负责照顾她。张奶奶常说:

"右腿痛,连带腰痛,烦躁、影响睡眠"。小王了解其疼痛史:2 年余,时重时轻,严重时行走困难。

【问题评估】　患者右腿持续疼痛。

【工作思考】　护理员怎样做以减轻疼痛?

【工作与学习目标】

1. 熟悉疼痛发生的危险因素。

2. 掌握疼痛的护理方法。

一、基 础 知 识

1. 定义　疼痛是一种不愉快的感觉和情绪上的感受,伴随着现有的或潜在的组织损伤。疼痛是主观性的,每个人在生命的早期就通过损伤的经验学会了表达疼痛的确切词汇。疼痛是身体局部或整体的感觉。疼痛是不舒适的最高形式,是机体对有害刺激的一种保护性防御反应。

2. 疼痛的特征　疼痛是一种身心不舒适的感觉。疼痛是提示机体的防御功能受到侵害的危险警告,疼痛是机体身心或人整体性受到侵害,常伴有生理、行为和情绪反应。

(1)生理反应:面色苍白、出汗、肌肉紧张、血压升高、呼吸心跳加快、恶心呕吐、休克。

(2)行为反应:烦躁不安、皱眉、咬唇、握拳、身体蜷曲、呻吟、哭闹、击打等。

(3)情绪反应:紧张、恐惧、焦虑等。

这些反应表明痛觉的存在。

3. 疼痛的原因　温度刺激,过冷、过热;化学刺激,如酸碱作用;物理损伤,如切割、针刺、碰撞、牵拉、挛缩;病理改变,如炎症、组织缺血缺氧、出血、代谢性原因、免疫功能障碍、慢性运动系统退行性变(最常见)等;心理因素,如紧张、恐惧、悲痛等。

4. 疼痛的分类

(1)依性质分类:末梢性、中枢性、神经性疼痛等。

(2)按部位分类:皮肤、躯体、内脏、神经、假性疼痛。

(3)按疼痛持续时间分类:急性疼痛,持续时间 6 个月内;慢性疼痛,持续 6 个月以上。

5. 影响疼痛的因素(图 4-5)

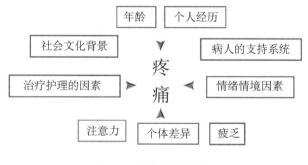

图 4-5　影响疼痛的因素

6. 老年人疼痛治疗的障碍(图 4-6)

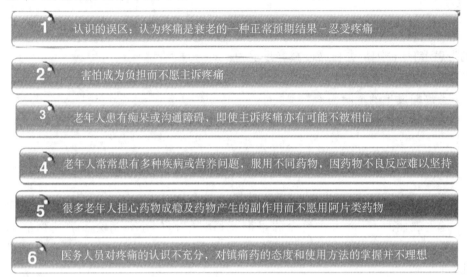

图 4-6　老年人疼痛治疗的障碍

7. 老年人持续疼痛未缓解的障碍(图 4-7)

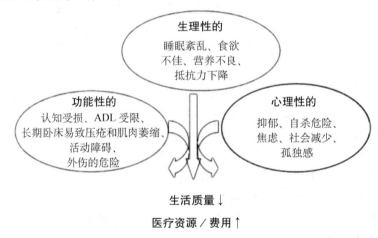

图 4-7　老年人持续疼痛未缓解的障碍

二、疼痛患者的护理措施

1. 判断　是否存在疼痛。声音上:主诉疼痛、哭泣、呻吟、叹气、喘息或声调改变。生理上:血压上升、脉搏加快、呼吸加深、流汗等症状。身体上:皱眉、流泪、咬紧牙关、紧闭双眼、表情僵硬、苍白、疼痛状、肌肉紧张、不正常的姿势、静止不动、无目的乱动、保护动作、按摩动作。情绪上:生气、悲伤,离群或激动行为、情绪改变。

2. 评估

(1)诱发因素:冷、热、酒、气候、食物、压力、紧张、独处或共处、活动或休息、光线、噪声、睡眠、运动、工作、疲倦、兴奋药、月经、姿势、肠蠕动、排尿、按摩等。老年重点关注潮湿、受凉,精神紧张、咳嗽、饮食不当。

(2)疼痛的部位:皮肤、躯体、内脏、神经、假性;"想当然"推测部位,尽量让患者指出正确部位。

3.具体措施

(1)去除或减少引起疼痛的原因:潮湿、受凉、精神紧张、咳嗽。

(2)世界卫生组织(WHO)癌症三阶梯镇痛治疗原则:按阶梯给药、按时给药、个体化给药、物理治疗。

(3)冷疗:冰袋、冰水浸泡、冷湿敷等。

(4)热疗:湿热敷、温水浴、热水袋、电热毯、烤灯、日光浴等。

(5)按摩:配合引导想象、动作轻柔缓慢持久、向心性按摩等。

(6)分散注意力:听觉分散,如音乐;视觉分散,如看电视、看书报等。

(7)松弛技巧:深呼吸、活动与游戏、交谈、诱导想象。

(8)促进舒适:舒适的体位、良好的采光和通风、适宜的温、湿度。

(9)心理上建立信赖关系:尊重患者对疼痛的反应;指导有关疼痛的知识。

三、注 意 事 项

1.在身体的哪些部位会感到疼痛? 在不同情况下,疼痛部位是否有所不同?

2.若同时有几处疼痛时,是否同时发生? 彼此是否相关?

3.疼痛发生在身体的一侧还是两侧? 若两侧是否对应?

4.疼痛的时间:疼痛是什么时候开始的? 有否规律? 疼痛发作时持续多久时间? 疼痛是突发性、间歇性、周期性还是间断的? 中间间隔多长时间? 是日间疼痛还是夜间发作? 若夜间疼痛是否影响睡眠? 何时能停止? 突然停止还是逐渐停止? 为什么会停止?

四、相关知识链接

目前对疼痛有新的认识。1995 年美国学者 James Campbell 提出,疼痛是继"血压、脉搏、呼吸、体温"人体四大生命体征后的第五大生命体征。

2002 年 8 月,国际疼痛学会(IASP)第十届世界疼痛大会提出,慢性疼痛是一种疾病。

2004 年 10 月 11 日,第一个"世界镇痛日",主题是:"免除疼痛是患者的基本权利"。开设疼痛门诊(pain clinic)。

五、本 节 小 结

本节具体介绍了疼痛的相关知识,除医生之外,也许没有人了解长而持续的、令人难以忍受的疼痛给肉体和精神带来的影响……这种折磨使人的性格发生了变化。温顺的人变得暴躁、坚强的人变得懦弱,就连最顽强的人也不比最歇斯底里的姑娘显得更安静。疼痛是一种主观感受,请尊重老年人评价自身疼痛的权利,养老护理人员不能根据自身的感受对老年人的疼痛作出诊断。希望通过本节知识的学习,养老护理员掌握减轻老年人疼痛的方法,保证老年人的相对舒适。

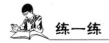

练一练

单选题

1. 慢性疼痛是指持续( )的疼痛

   A. 3个月   B. 6个月   C. 8个月   D. 12个月   E. 15个月

2. 世界镇痛日的主题是( )

   A. 慢性疼痛是一种疾病   B. 免除疼痛是患者的基本权利

   C. 开设疼痛门诊(pain clinic)   D. 第五大生命体征。

3. 评估诱发因素时老年人重点关注( )

   A. 潮湿   B. 受凉   C. 精神紧张   D. 咳嗽   E. 饮食不当

第四节 烫伤的认知与防范

【案例导入】 王奶奶,76岁,诊断为"糖尿病"。护理员小王负责照顾她,王奶奶常说:"双脚发凉,影响睡眠"。睡觉前小王特意将暖水袋放在王奶奶脚底,方便取暖,但是忘记了取走,清晨发现王奶奶右侧小腿有一处皮肤发红,面积约 2cm×3cm。

【问题评估】 患者小腿处皮肤有发红,被烫伤了。

【工作思考】 护理员怎样预防烫伤?

【工作与学习目标】

1. 熟悉烫伤发生的危险因素。

2. 掌握烫伤的防范方法。

一、概 念

1. **烫伤的定义** 烫伤通常是指由于热液、蒸汽等所引起的组织损伤。另外一种是低温烫伤,指长时间接触高于体温的低热物体所引起的烫伤,通常指温度为 41~60℃的致伤因子作用于机体较长时间而造成的皮肤甚至皮下组织的损害。烫伤好发在冬季,部位常在下肢。

2. **烫伤发生的因素**

(1)烫伤发生的直接因素:热力和时间。温度达到 44℃,6h 以上皮肤才发生不可逆损伤,44~51℃的损伤程度与接触时间长短呈正相关,而 51℃以上极短时间即可引起损伤。

(2)低温烫伤约占冬季烫伤的 1/3:因为皮肤长时间与致热原接触,表层组织虽然脱水较慢,但热容量大,使热能积蓄向深部传导,引起深度烫伤。

(3)烫伤发生的危险因素

1)生理因素:老年人的皮肤随年龄增长而变薄,皮肤的附属器如毛囊、汗腺及皮脂腺功能逐渐衰退,皮肤张力、感觉功能、对外保护作用及对周围环境温度调节功能差,再生功能降低或减弱,免疫功能降低,皮肤血运减慢,易造成烫伤。

2)疾病因素:①患有糖尿病、脉管炎或卒中后遗症的老年患者,末梢循环功能障碍,神经功能受损,致感觉迟钝,热和痛觉不敏感,对低温刺激反应低,故在低温的持续作用下常致深度烫伤;②肢体功能障碍,意识障碍,大手术后,危重虚弱,使用镇静安眠及镇痛等影响意识或活动药物者。

二、目　　的

使护理员正确认知烫伤防护,掌握对烫伤有效的防范措施,指导患者在院期间正确使用热具,避免意外烫伤事件的发生。

三、安　全　提　示

1. 接收到新入院患者,护士会评估患者病情与皮肤情况,护理员要在护士的指导下了解和掌握患者是否需要热疗,以及用热位置、温度和器具的选择。

2. 护理员要严格在医护人员指导下遵守热疗操作规程,避免患者在热疗过程中发生烫伤。

3. 选择用热方式后,注意温度与时间,避免烫伤事件发生。

四、防　范　要　点

1. 确定潜在烫伤的危险场所和用具,例如水箱、热水瓶、热水袋、暖宝宝及热水器等,对患者进行告知。

2. 将热水瓶妥善放置,防止热水烫伤。

3. 正确使用热水袋。

4. 需要沐浴的患者做好水温控制,先开冷水,再开热水。

5. 热水泡脚时,不同患者需区别对待。偏瘫患者应先放入健侧脚,无烫感后再放入患侧脚;截瘫患者及糖尿病患者应先用温度计测量水温,水温不超过 37.0℃,条件不具备,也可将手放入水中 5min 以上,如果没有烫感则可以使用,洗脚时间不宜过长,一般以 5~10min 为宜。

6. 使用电热毯要注意产品质量,睡前打开,睡时关闭。

7. 使用金属或电子取暖设备时,有封套的要使用封套,且不能紧贴皮肤。

8. 使用烤灯或者热敷时,严密观察用热部位,观察有无红肿疼痛等,严格掌握热疗时间。

9. 如果患者发生意外烫伤事件,护理员应及时报告医护人员,并协助护士采取应对措施。

五、相关知识链接

1. 烫伤程度及处理原则:发现患者意外烫伤后,应立即去除热源,即刻报告医护人员,协助医护人员冷水冲洗烫伤部位 30min,无法冲洗者可局部冰敷。如果隔着衣服,迅速用剪刀剪开,这样经过及时散热可减轻疼痛或烫伤的程度。

(1)Ⅰ度烫伤损伤最轻,烫伤皮肤发红、明显触痛、有渗出或水肿。轻压受伤部位时局部变白,但没有水疱。可不必再特殊治疗,可涂抹一些烫伤油膏。

（2）Ⅱ度烫伤损伤较深,皮肤水疱,水疱底部呈红色或白色,充满清澈黏稠的液体。触痛敏感,压迫时变白。处理措施包括:①有水疱者,如果水疱未破,应给予保护,避免破溃,护士在无菌条件下采取抽吸的方法,清除水疱内的液体,这样可以保持水疱皮肤的完整。待愈合后去除,这样做有利于再生创面的修复;②对深Ⅱ度烫伤的水疱,不论感染与否,应该去除腐皮以避免感染。

（3）Ⅲ度烫伤损伤最深。表面发白、变软或者呈黑色、炭化皮革状。由于被烫伤皮肤变得苍白,在白皮肤患者中,常被误以为正常皮肤,但压迫时不再变色。破坏的红细胞可使烫伤局部皮肤鲜红色,偶尔有水疱,烫伤区的毛发很容易拔出,感觉减退。烫伤区域一般没有痛觉。处理措施为提倡暴露疗法,必要时外科手术治疗。暴露疗法时,应保持室内卫生,定时流通空气,做好床旁接触隔离,接触创面时必须注意无菌操作。如创面有渗出物,随时用消毒棉球吸干,保持创面干燥,床单或纱布垫如被浸湿,应随时更换,避免发生感染。

2. 烧伤的相关介绍与预防

（1）概述:烧伤一般是指由热力(包括热液、高温气体、火焰、电能、化学物质、放射线,灼热金属液体或固体等)所引起的皮肤损害。主要是指皮肤或黏膜的损害,严重者也可伤及其他组织。有人将热液、蒸汽所致热力损伤称为烫伤,火焰、电流等引起的损伤称之为烧伤。

（2）烧伤的预防与处理

1）当衣物着火时应迅速脱去,或就地卧倒打滚压灭,亦可用各种物体扑盖灭火,最有效方法是用大量的水灭火。切忌站立喊叫或奔跑呼救,以防头面部或者呼吸道吸入火焰导致意外损伤。

2）当气体、固体烧伤时,应迅速离开致伤环境。

3）当化学物质接触皮肤后(常见有酸、碱、磷等),致伤作用与化学物质的浓度和作用时间成正比关系,故受伤后应首先将浸有化学物质的衣服迅速脱去,并用大量水冲洗,以达到稀释和清除创面上化学物质的作用。

4）触电后应立即关闭电源,将伤员转移至通风处,松开衣服,检查呼吸情况。

5）若被热力烧伤,应立即用冷水(或冰水)湿敷或者浸泡伤区,可以减轻烧伤创面深度并有明显镇痛效果。

6）注意对烧伤创面的保护,防止再次污染,另外创面一般不涂有颜色的药物(如红汞、紫药水等),以免影响后续治疗中对烧伤创面深度的判断和清创。

六、本节小结

烫伤的防范是护理员照护患者的必备知识技能之一。本节内容着重描述了对老年患者用热的照护,介绍了烫伤发生的原因与烫伤事件发生的防范要点。期望通过本节内容的学习,护理员能够对烫伤这一安全隐患的发生引起重视,熟练掌握临床照护中取暖器具的使用、烫伤事件的观察与防范。这在患者住院安全方面具有保证用热安全的重要意义。

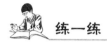

练一练

1. 单选题

(1)烫伤发生的两个直接因素是(　　　)

　　A. 热力和时间　　　　　　　　　B. 年龄和性别

　　C. 时间和取暖器具的个数　　　　D. 取暖器具的种类和热力

(2)老年患者使用热水袋时,水温不超过(　　　)

　　A. 30℃　　　　　B. 40℃　　　　　C. 50℃　　　　　D. 60℃

2. 判断题(正确的用√表示,错误的用×表示)

(1)患者使用取暖器具时,为了增加舒适,只要患者觉得温度不烫就可以,不会引起
　　烫伤。(　　　)

(2)老年人的皮肤随年龄增长而变薄,感觉功能对外保护作用差,对周围环境温度调节功
　　能差,皮肤再生功能降低或减弱,血运减慢,易造成烫伤。(　　　)

第五节　老年人常见意外情况的应急处理

一、老年人跌倒的应急处理

1. 处理老年人跌倒时,应将患者就地置于平卧位。

2. 观察生命体征和神志,询问老年人的自觉症状,做出正确判断,情况严重的应立即拨打
急救电话。

3. 在未清楚病因的情况下,切勿立即将老年人扶起或随意搬动,防止加重病情。如蛛网
膜下腔出血者,有可能会加重出血症状;直立性低血压引起的跌倒,有可能会加重脑缺血症状;
骨质疏松发生骨折的患者,不良的搬运方式,有可能会加重损伤。

二、误吸与哽噎的应急处理

1. 食物量少,发生轻度的哽噎,立即适量饮水,可使症状缓解。否则可按压上腹部使胃内
压上升,促使食物逆行,或指导老年人置于弯腰体位,用叩背法,迫使食物排出。紧急的情况下
可以握拳放于患者的剑突下向膈肌方向用力冲击上腹部,造成气管内强气流,使阻塞气道的异
物咯出,此种方法对冠心病和高龄老年人禁用。

2. 发生误吸时,应立即停止进食水,指导老年人置于头低位,用拍背和刺激咳嗽的方法,
协助老年人排出异物。一旦发生严重的误吸或哽噎时,应尽快采取喉镜或纤维支气管镜下取
异物,必要时进行气管切开,以保持呼吸道通畅,维持正常的呼吸功能。

三、发生走失的应急处理

1. 发生老年人走失时,首先要了解发现老年人不见前、后的情况,了解是否有人陪同外出。

2. 发动工作人员在院内寻找。

3. 若老年人确实不在院内,组织人员院外寻找并及时通知老年人家属,询问老年人是否被家属接走,请家属协同寻找,并立即上报主管领导。

4. 必要时通知当地公安机关协助寻找。

四、导尿管滑脱的应急预案

导尿管滑脱的应急预案,见图4-8。

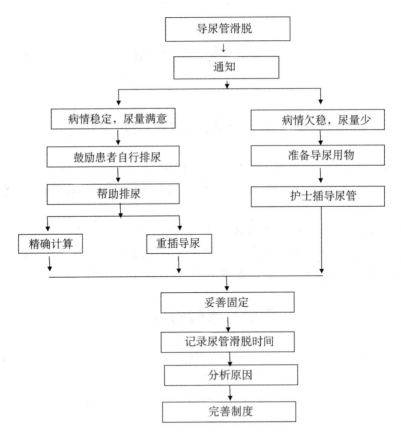

图 4-8　导尿管滑脱的应急预案

五、胃管(鼻饲管)脱出的应急预案

胃管(鼻饲管)脱出的应急预案,见图4-9。

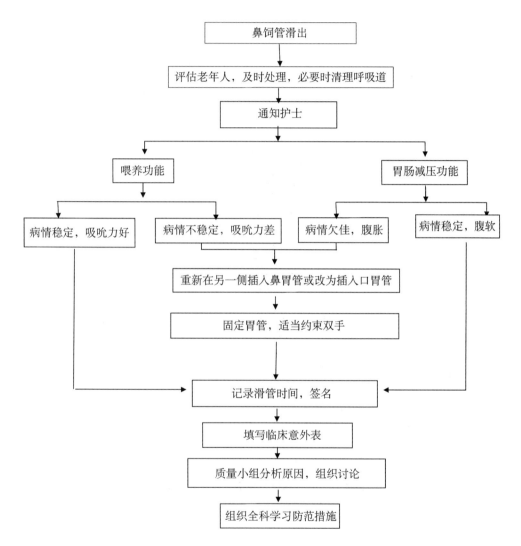

图 4-9　胃管(鼻饲管)脱出的应急预案

六、气管插管意外滑脱的应急预案

气管插管意外滑脱的应急预案,见图 4-10。

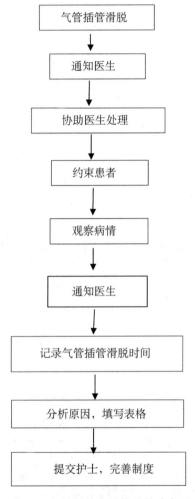

图 4-10　气管插管意外滑脱的应急预案

七、痰窒息应急处理程序

1. 立即取平卧位,呼叫科室值班医生、护士。
2. 吸痰,保持呼吸道通畅,吸氧,心电监护。
3. 严密观察生命体征、面色、呼吸、神志、血氧饱和度。
4. 协助医生给予处理,备好抢救药品及物品。
5. 安慰患者及家属,做好心理护理。
6. 准备记录病情及抢救过程。

八、坠床的应急预案

1. 发现老年人坠床应立即奔赴现场,同时报告医生。
2. 判断患者情况,安抚老年人,测量生命体征。
3. 病情允许,将老年人移至抢救室或患者床上。
4. 协助医生、护士检查和处理。
5. 及时通知家属。

九、中心静脉导管滑脱处理流程

中心静脉导管滑脱处理流程,见图 4-11。

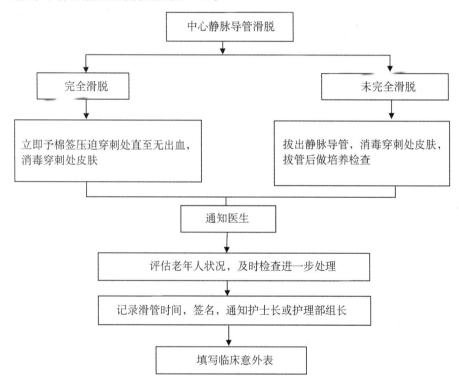

图 4-11　中心静脉导管滑脱处理流程

十、本　节　小　结

　　老年人常见意外情况的应急处理是养老护理员必备技能之一。本节主要讲授了老年人发生压疮、跌倒、噎食、走失和各种管路滑脱时的应急处理方法。学会这些常见意外情况的应急处理,有利于养老护理员更好地对老年人进行日常生活的照顾。

（张　茹　李　娜）

第5章　老年人常见疾病的护理知识及照护要求

【纲要概览】　随着我国老龄化进程的加快,慢性病的发病率也在不断增长。其中老年人常见慢性疾病主要有慢性阻塞性肺疾病、心脑血管疾病、Ⅱ型糖尿病、恶性肿瘤、痴呆症、帕金森病、骨质疏松等。这些慢性疾病严重影响了老年人的健康与生存,是造成老年人残疾、失能的重要原因。养老护理员应学习一些常见慢性疾病及其相关的护理知识,有利于对患病老年人进行有效的照护,预防一些并发症的发生,提高老年人的生活质量。

第一节　坠积性肺炎

【案例导入】　王某,男,65岁,丧偶,于3年前收入医养中心,有近40年的吸烟史,平均每天一包烟,因身患多种疾病导致长期卧床,生活不能自理,近几日,出现发热、咳嗽、咳痰等症状,经检查诊断为"坠积性肺炎"。

【工作思考】　护理员应如何进行日常照护?

【工作与学习目标】

1.掌握导致老年性坠积性肺炎的原因。

2.掌握老年性坠积性肺炎的症状及相对应的照护方法。

一、基 础 知 识

1. **定义**　坠积性肺炎多见于严重消耗性疾病,尤其是临终前由于心功能减弱,长期卧床,引起肺底部长期处于充血、瘀血、水肿而发炎。坠积性肺炎属于细菌感染性疾病,多为混合感染,以革兰染色阴性菌为主。它是老年患者较常见的临床并发症。

2. **诱发因素**

(1)年龄:老年人患坠积性肺炎的发生率相对较高,主要是由于衰老导致肺功能降低,肺纤毛运动功能减弱;咳嗽反射能力减弱,呼吸道分泌清除存在困难。

(2)长期卧床:重症患者因卧床时间过长,肌肉无力,关节僵硬而无法进行自主翻身,胸廓活动度相对较少,使患者呼吸变快变浅,肺功能降低,呼吸道清洁功能降低。长期卧床也是老年人出现坠积性肺炎的常见诱发因素。

(3)呼吸肌麻痹:胸 4 以上脊髓损伤会引起患者大部分呼吸肌瘫痪,同时腹肌完全瘫痪,导致咳嗽排痰无力,易出现气道内分泌物堵塞,从而继发感染。

(4)侵入性操作:对于重症患者而言绝大多数情况下均需展开气管切开或者是气管插管等操作,这些操作会对呼吸道原有的屏障功能产生破坏,从而使细菌侵入呼吸道概率增加,引发肺部感染,并发坠积性肺炎。

(5)全身性因素:如昏迷及心衰等患者,发生坠积性肺炎的概率更高。

3. 临床特征　临床症状以发热、咳嗽和咳痰为主,尤以咳痰不利,痰液黏稠而致呛咳发生为其主要特点。

实验室检查一般为白细胞增多,中性粒细胞比例增高;痰菌检查和痰培养阳性;肺部 X 线检查双肺下部或单侧肺下部不规则小片状密度增高影,边缘模糊密度不均匀。

二、老年坠积性肺炎的日常照护

1. 体位引流　可将老年人床头摇高 30°~50°,床头垫软枕,且半卧位与卧位经常变换,检查皮肤受压情况,这样不仅可预防压疮的发生,而且有利于呼吸道分泌物的引流。

2. 翻身拍背　由于老年人长期卧床,久病体弱,咳嗽无力,护理员应 1~2h 翻身 1 次,每小时拍背 3~4 次。拍背的方法:老年人侧卧位或坐位时,护理员左手扶住肩膀,右手掌屈曲成 15°角,由外向内,由下向上,有节奏地轻轻拍打背部或胸前壁,不可用掌心或掌根,拍打时用腕力或肘关节力,叩击时发出空而深的叩击音则表明叩击手法正确,力度应均匀一致,以患者能忍受为度,每次拍背时间 3~5min 为宜。

3. 饮食护理　可适当增加维生素及蛋白质的摄入,无心、肾功能障碍的老年人应给予充足水分,有助于呼吸道黏膜的湿润,促进排痰。

4. 用药护理　遵医嘱协助老年人应用抗生素、止咳及祛痰药物,同时应注意观察老年人用药后的不良反应。

三、老年坠积性肺炎的预防

1. 保持空气清新　老年人长期卧床及大、小便失禁是室内空气污染的重要原因,因此要保持室内空气清新,一般自然通风 2~3 次/天,每次 20~30min,维持合适的室温(温度 18~20℃,湿度 50%~60%,冬季室温可略高一些)。每天用稀释后的 84 消毒液擦地 2 次,擦拭桌子,做到一桌一个抹布。

2. 注意患者保暖　给卧床老年人更换尿布、翻身、拍背时尽量少暴露患者。因为寒冷可使老年人抵抗力下降,细菌更容易侵入呼吸气管。因此,应注意给老年人保暖。

3. 口咽部护理　口咽部是消化道与呼吸道的共同通道。口咽部的细菌极易移行至呼吸道而导致肺部感染。因此,应加强口腔护理,并注意漱口液的选择,同时对有吞咽功能障碍者,应及时指导做吞咽功能训练,防止误吸误咽,如有食物滞留口内,鼓励老年人用舌头的运动将食物后送以利于吞咽。

四、本节小结

坠积性肺炎是老年人常见的呼吸系统疾病之一。本节内容着重描述了该病发生的诱发因素、日常照护的方法及预防措施,希望通过本节内容的学习,护理员能够掌握促进有效排痰的方法,学会病情的观察,能够有效预防老年人发生坠积性肺炎,提高老年人的生活质量。

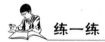 练一练

单选题

1. 老年人发生坠积性肺炎的最常见原因是(　　)
   A. 长期卧床　　　　B. 痰液过多　　　　C. 室内空气不清新　　　　D. 年龄大
2. 老年人出现痰液黏稠时,下列哪项处理不妥(　　)
   A. 协助更换体位　　B. 叩击胸背部　　C. 雾化吸入　　　　　D. 注意保暖
3. 坠积性肺炎的好发人群是(　　)
   A. 老年人　　　　　B. 青少年　　　　C. 中年　　　　　　　D. 婴幼儿

第二节　老年性高血压

【**案例导入**】　李先生,65 岁,退休工人。糖尿病 10 余年,原发性高血压病 7~8 年,吸烟 20 余年,不规律用药。家族中有类似病史。体检:血压 172/110mmHg,心界扩大,心尖区可闻及收缩期杂音。

【**工作思考**】　护理员应如何进行日常照护?

【**工作与学习目标**】

1. 掌握高血压的诊断标准及临床表现。
2. 掌握高血压的日常照护方法及预防措施。

一、基础知识

1. **定义**　老年性高血压是指年龄大于 65 岁,血压值持续或非同日 3 次以上超过标准血压诊断标准,即收缩压≥140mmHg 和/或舒张压≥90mmHg 者。收缩压与舒张压相差较大,以收缩压升高为主,老年人各器官都呈退行性变化,尤其是心血管系统,动脉硬化明显,几乎成了无弹性的管道。

2. **诊断标准**　我国高血压的诊断依据(表 5-1)。

表 5-1 　 高血压的分级

分类	收缩压（mmHg）		舒张压（mmHg）
正常血压	＜120	和	＜80
正常高值	120～139	和（或）	80～89
高血压	≥140	和（或）	≥90
1 级高血压	140～159	和（或）	90～99
2 级高血压	160～179	和（或）	100～109
3 级高血压	≥180	和（或）	≥110

注：当收缩压和舒张压分别属于不同级别时，以符合较高分级的为准。

3. 常见发病原因

(1)钠盐摄入过多：由于老年人味觉功能减退，多喜食含钠较高的食品，导致钠盐摄入过多。流行病学和临床观察均显示食盐摄入量与高血压的发生和血压水平呈正相关。

(2)肥胖：肥胖是血压升高的重要危险因素，老年人腹部脂肪堆积和向心性肥胖容易发生高血压。

(3)遗传因素：高血压的发病多以基因遗传为主，有明显的家族聚集性。

(4)其他因素：缺少体力劳动、精神刺激、吸烟等均可增加老年高血压患者心血管病的发生危险。

4. 临床表现

(1)单纯性收缩期高血压多见：随着年龄的增长，老年人收缩压增高，舒张压降低或不变，脉压增大，老年高血压患者中，半数以上都属于单纯收缩期高血压，这也是引起老年人心、脑、肾并发症的重要危险因素。

(2)血压波动性大：老年人的收缩压、舒张压、脉压的波动均明显增大，约 1/3 的患者表现为血压冬季高，夏季低。血压波动大可使老年人易发生直立性低血压，且需要较长的时间才能恢复，导致意外出现。

(3)症状少、并发症多，多种疾病并存：老年高血压病情进展缓慢，在疾病早期并无明显症状，因此患者的知晓率低，缺乏足够的重视，易导致病情变化和并发症的发生，老年人高血压常与动脉粥样硬化、糖尿病、高脂血症、前列腺增生、肾功能不全等疾病共存，相互影响。

5. 并发症　老年人血压长期得不到有效控制，会出现多种并发症，较为常见的并发症主要有高血压危象、高血压脑病，表现为严重头痛、恶心、呕吐、烦躁、眩晕、心悸、胸闷、气急、视物模糊等症状，严重者会出现不同程度的意识障碍、惊厥。除此之外还有脑血管病、心力衰竭、慢性肾衰竭、主动脉夹层等。

二、老年高血压的日常照护

1. 帮助老年人建立良好的生活方式

(1)减重：肥胖或超重的老年人应适当减轻体重，尽量使体重指数控制在 $24kg/m^2$ 以下。日常饮食中减少脂肪及限制过多糖类食物的摄入，增加运动。

(2)限制食盐的摄入：减少钠盐，每日食盐量不超过 6g，少食各种咸菜及其他腌制食品，可增加葱、姜、蒜等来调味。

（3）合理膳食：减少膳食脂肪，补充适量优质蛋白，注意补充钾和钙，多食绿色叶菜、鲜奶及豆制品类食物，多吃蔬菜和水果，每日新鲜蔬菜400～500g，水果200g左右。

（4）戒烟限酒：大量饮酒可诱发心脑血管事件发生，且饮酒可影响降压药物的效果，因此，高血压患者应戒酒。如饮酒，建议每日饮酒其酒精含量不超过30g。吸烟可导致收缩压、舒张压增高，同时尼古丁能够影响降压药物的疗效，因此。高血压患者应戒烟。

（5）适度运动：根据每个人的身体状况，可选择步行、慢跑、太极拳、气功、门球等，运动时不可体位突变、用力太猛及剧烈活动而诱发脑卒中等并发症。

（6）保持情绪稳定：护理员应经常与老年人谈心，进行心理疏导，以解除老年人的心理压力，消除不良情绪，以便维持血压的平稳。

2. 定期检测血压　测量血压是评价治疗效果和用药的依据，应定时测量血压并记录，以便为治疗提供参考。

3. 帮助老年人遵医嘱正确服药　护理员应了解老年人用药的目的、原则及副作用，帮助老年人遵医嘱用药，不可随意增减药量或停药，为防止遗忘，应将服药与日常照护工作结合起来执行，进行必要的记录。如果用药后出现不良反应，应及时请医生进行处理。对痴呆或精神状态不佳的老年人，要协助老年人管理好药物，以免发生意外。

4. 预防直立性低血压　在日常照护工作中，老年人从卧位或坐位到站立要慢，并在站立前先做适当的肢体活动；在服用降压药后的最初几小时，要避免长时间站立，或尽量选择在休息的时间内服药；夜间起床排尿尤其要注意缓慢起床。

5. 预防心脑血管意外　对老年人日常生活照顾中，应注意防止能减少脑部血流量的活动，避免引发脑缺血。如沐浴时水温和室温不要太高，沐浴时间不宜过长，不要长时间站立不动。另外还应保持大便的通畅，养成每日排便的习惯。

6. 应急救护　一旦老年人出现高血压急症，应迅速让其绝对卧床休息，抬高床头，避免一切不良刺激，放松心理，保持呼吸道通畅，及时送至医院治疗。

三、老年高血压的预防

1. 适度运动。高血压患者生活要有规律，劳逸结合。每个人应根据自己的身体、年龄等情况选择各自喜爱和适宜的运动方式，每次以30～45min为宜，每周3～5次。运动量要适度，从小运动量开始，循序渐进，不要短时间大运动量锻炼，同时在起、卧和各种活动时，动作要缓慢，避免直立性低血压的发生，以保障自身安全。

2. 保持标准体重。有研究表明体重每增加12.5kg，收缩压可上升10mmHg，舒张压升高7mmHg，反之，体重减轻，血压也相应下降，并可增加降压药的效应。因此高血压患者应逐步控制体重在标准范围内，每周体重减轻1kg为宜。

3. 合理膳食。采用低钠、低脂、低胆固醇、低糖饮食，多吃蔬菜和水果，多吃纤维素食物，适当补充蛋白质，养成良好的饮食习惯，可起到降低血压、预防心脑肾病的发生。

4. 老年人平时应注意监测血压的变化，做到"早发现、早诊断、早治疗"。

四、本节小结

高血压是对老年人的健康和生命危害最严重的、也是多发的、最常见的心血管疾病之一，不仅影响老年人的生命质量，同时也给社会及家庭带来沉重的负担，因此，护理员通过本节内容的学习，了解老年高血压常见临床表现、并发症，掌握日常照护方法等知识，有利于对患高血压老年人进行有效的照顾，预防其并发症的发生，从而提高老年人的生活质量。

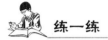 **练一练**

单选题

1. 高血压患者降压时，出现头晕、眼花、眩晕时应该（　　）
　　A. 增加降压药剂量　　　B. 撤换降压药　　　C. 立即平卧　　　D. 调整生活节奏

2. 有关降压药用药护理正确的是（　　）
　　A. 可以自行增减药物　　　　　　B. 出现头晕、眼花属于正常反应
　　C. 降压越快效果越好　　　　　　D. 改变体位动作要慢

3. 患者，男，65 岁，血压 140/90mmHg，诊断为高血压，护理员在对其进行饮食护理时，正确的是（　　）。
　　A. 多进食高热量、高纤维素食物
　　B. 多进食低盐、低脂、低胆固醇食物
　　C. 老年人总说口淡，在配餐时应增加调味量
　　D. 老年人喜欢吃的食物应多吃，不喜欢的食物应少吃或不吃

4. 王大爷，79 岁，患高血压 10 年，护理员应在协助其进药以后嘱咐老年人改变体位时动作要缓慢，这么做的目的是（　　）
　　A. 避免发生高血压脑病　　　　　B. 避免发生高血压危象
　　C. 避免发生直立性低血压　　　　D. 避免血压增高

第三节　冠　心　病

【案例导入】　王先生，60 岁，持续心前区疼痛 4h。4h 前午饭后突感心前区痛，伴左肩臂酸胀，自含硝酸甘油 1 片未见好转。伴憋气、乏力、出汗，二便正常。既往高血压病史 4 年，最高血压达到 170/100mmHg，一直未进行规范治疗，糖尿病史 7 年，一直口服降糖药物治疗，吸烟史长达 40 年，不饮酒。

【工作思考】　护理员在进行日常照护时应注意什么？
【工作与学习目标】
1. 掌握冠心病的危险因素及临床表现。
2. 掌握冠心病的日常照护方法及预防措施。

一、基 础 知 识

1. 定义　冠心病是冠状动脉粥样硬化性心脏病(CHD)的简称,是指因冠状动脉粥样硬化使管腔狭窄或阻塞,导致心肌缺血、缺氧而引起的心脏病,亦称缺血性心脏病。

2. 危险因素　危险因素主要有高血脂、高血压、糖尿病、吸烟,除此之外还有超重肥胖、高龄、缺少体力活动、高热量高脂肪饮食、过量饮酒、精神压力、早发冠心病家族史、纤维蛋白原增高、胰岛素抵抗、同型半胱氨酸增高及某些微量元素的异常等。

3. 临床类型　根据冠状动脉病变的部位、范围及病变严重程度和心肌缺血发展的速度、范围和程度的不同,临床上将冠心病分为五种类型:隐匿性冠心病、心绞痛型冠心病、心肌梗死型冠心病、心力衰竭和心律失常型冠心病、猝死型冠心病。其中心绞痛型冠心病和心肌梗死型冠心病是常见类型。

4. 临床表现

(1)起病隐匿,症状轻,表现多变,病程长。

(2)并发症如心律失常、心功能不全发生率高。

(3)伴发病较多,多存在器官功能退行性病变。

(4)病变可累及多支血管,常有陈旧性心肌梗死。

(5)可表现为慢性稳定性心绞痛,也可以急性冠脉综合征(包括不稳定性心绞痛、急性心肌梗死及冠心病猝死)为首发症状。

5. 心绞痛和急性心肌梗死的鉴别和诊断要点(表5-2)

表 5-2　老年心绞痛和急性心肌梗死的鉴别诊断

鉴别诊断条目	心绞痛	急性心肌梗死
疼痛部位	胸骨上、下段之后	相同,可在较低位置或上腹部
疼痛性质	压榨性或窒息性	相似,但程度更剧烈
疼痛诱因	劳累、激动、受寒、饱食等	不常有
疼痛时限	短,1~5min 或 15min 以内	长,数小时或 1~2d
疼痛频率	频繁发作	不频繁
硝酸甘油疗效	显著缓解	作用较差或无效
血压	升高或无显著改变	可降低,甚至发生休克
发热	无	常有
心电图变化	无变化或暂时性 ST、T 波变化	有特征性和动态性变化

二、患心绞痛老年人的日常照护

1. 当老年人心绞痛发作时,应首先停止所有的活动,立即坐下或躺在床上,解开衣领,安静卧床休息直到疼痛消失为止,切忌不顾疼痛继续活动,护理员应立即报告护士和医生,以便在医务人员的指导下做好老年人的护理。一般情况下停止活动后症状即可缓解。

2. 注意保暖,调节适宜的室温,避免受凉。

3. 老年人疾病发作时护理员应协助老年人立即舌下含服硝酸甘油,让药物在口腔内完全溶解。有的老年人在药物含服过程中,舌上会出现烧灼感、头部发胀的感觉,有的老年人有头痛、面红、心悸等症状,若老年人出现上述表现,应让老年人平卧或减少药量,使老年人逐渐适应后,这些不良反应就会减轻。

4. 注意观察老年人的脉搏、心率、心律、血压和疼痛的性质、持续时间及药物的疗效,做好记录。如疼痛的性质发生变化或发作比较频繁,应及时请医生诊治,做好去医院治疗的准备。

5. 注意饮食护理,给予老年人高维生素、低热量、低动物脂肪、低胆固醇、适量蛋白质、易消化的清淡饮食,少量多餐,避免过饱及刺激性食物与饮料,禁烟酒,多吃蔬菜、水果,保持排便通畅。

三、急性期心肌梗死的老年人照护措施

急性期心肌梗死的老年人应住进医院进行治疗,在心电监护下度过危险期。熟悉急性期心肌梗死发病的情况和基础的护理方法,能及时发现老年人的病情变化,使老年人能得到及时有效的急救处理。

1. 急性心肌梗死发生前的表现

(1)发作频繁:由原来的偶尔或间断发生,在短期内转变为频繁发作。

(2)胸痛的程度加重:疼痛加重且持续时间延长,经含服硝酸甘油后疼痛仍不能减轻或消退,此时应想到老年人可能发生心肌梗死,立即请医生和护士进行救治。

(3)心绞痛伴随胸闷同时出现,也可在稍微活动时表现心悸、气短。

(4)突然出现不明原因的呼吸困难、咳嗽、咳泡沫样痰等急性左心衰竭的症状。

(5)老年人自觉心悸、气短,触摸脉搏不整,且此症状反复频繁出现。

(6)有疲乏无力、精神不振、嗜睡、烦躁、头晕、恶心、呕吐或腹泻等感冒症状或胃肠道症状。

(7)老年人常无明显的心前区疼痛,而表现为牙痛、胃部不适,左侧肩胛部酸痛等症状时也要引起注意。

2. 急性心肌梗死的急救

(1)绝对卧床休息:老年人突发心梗时,护理员应立即协助老年人平卧或坐下休息,保持绝对安静,避免不必要的搬动,保持环境空气的清新。老年人卧床期间应尽量给予生活上的照顾,以减少老年人的活动。

(2)立即协助老年人舌下含服硝酸甘油(或速效救心丸),有条件的可以给予氧气吸入。

(3)密切观察病情的变化:注意测量血压、脉搏,同时立即拨打急救电话(120),尽快将老年人送至医院救治。

(4)老年人如果突然出现呼吸、心脏骤停,应立即采取胸外心肺复苏术。

(5)正确的护送:对可疑心肌梗死的老年人应待病情稳定之后再送往医院,搬动时动作要轻柔,叮嘱老年人不要自己用力,用语言和行为安慰老年人,消除其紧张情绪。

(6)注意保证老年人有充足的睡眠和大小便通畅。

3. 心肌梗死恢复期的照护

(1)一般在卧床第 2 周可以开始活动,遵循循序渐进的原则,活动时还应注意气温的变化,严格按照康复运动计划进行活动,护理员应随时观察老年人活动后的反应,以便调整运动计划,促进老年人康复。

（2）遵循安全服药原则,护理员应协助老年人遵医嘱服药,不可随意更改药物剂量或是停药、换药。

（3）注意避免体力过度劳累,精神过度紧张、兴奋,或暴饮暴食,连续吸烟,大便过度用力等诱发因素的发生。

四、冠心病的预防

1. 调节饮食,减轻体重。
2. 戒除烟酒。
3. 适度运动。
4. 避免情绪紧张。
5. 随身携带急救药物和急救卡。

五、本 节 小 结

冠心病是老年人的常见病,对老年人的健康造成了极大的影响。护理员通过本节内容的学习,了解冠心病的危险因素、日常照护的方法及老年人出现紧急状况时的急救处理,有利于预防冠心病,减少冠心病的发生,在对已患冠心病的老年人照顾中亦可预防病情的加重或发生并发症。

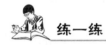 练一练

单选题

1. 下列不属于冠心病的危险因素的是（　　）
   A. 高血压　　　B. 血脂异常　　　C. 女性绝经期　　　D. 40 岁以上

2. 急性心肌梗死起病的先兆症状不包括（　　）
   A. 血压增高,头晕
   B. 发作频繁,程度加重
   C. 持续时间延长,缓解较前发作困难
   D. 既往无心绞痛的患者可在近期新出现心绞痛

3. 对急性期心肌梗死患者的护理措施,下列哪项不妥（　　）
   A. 绝对卧床休息　　　B. 给予高流量吸氧　　　C. 持续心电监护　　　D. 保持大便通畅

4. 患者,男,64 岁,突感心前区憋闷,有严重窒息感,伴恶心、呕吐及出冷汗,休息及含服硝酸甘油不能缓解,最可能的是（　　）。
   A. 急性心肌炎　　B. 急性胰腺炎　　C. 急性胃炎　　D. 急性心肌梗死

5. 王某,61 岁,与别人争吵时突感心前区不适,持续 3～5min,经休息后缓解,护理员在照护此患者时应除外（　　）
   A. 随身携带保健盒　　B. 保持情绪稳定　　　C. 保持大便通畅　　　D. 饭后活动

第四节 糖　尿　病

【案例导入】　患者,男,60 岁,身高 165cm,体重 80kg,近 2 个月来自觉口渴明显,饮水量增大,3 周前出现视物模糊,其余无不适,未予重视。2 天前体检时发现尿糖(＋＋＋),测空腹血糖 12.3mmol/L,尿酮体(一)。

【工作思考】　护理员在进行日常照护时应注意什么?

【工作与学习目标】

1. 掌握糖尿病的危险因素及临床表现。

2. 掌握糖尿病的日常照护方法及预防措施。

一、基础知识

1. 定义　糖尿病是由遗传和环境因素相互作用引起的临床综合征,因胰岛素分泌绝对或相对不足及靶细胞对胰岛素敏感性降低,引起糖、蛋白质、脂肪、水和电解质等一系列代谢紊乱,主要以血液中的葡萄糖升高为主要标志。

2. 危险因素　目前糖尿病的病因尚未完全明了,主要与遗传因素、环境因素有关。其危险因素有遗传家族史、不良的生活方式(如体力活动缺乏、膳食结构不合理、酗酒、吸烟等)、肥胖、高血压、高血脂、增龄等。

3. 临床表现　老年人多为 2 型糖尿病,一般起病缓慢,临床症状相对不明显或无症状,典型的"三多一少"(即多食、多饮、多尿、体重减轻)表现并不明显。

4. 并发症　糖尿病对人们健康的影响主要在于慢性并发症,其中血管病变所致的心、脑、肾等重要脏器的损害是糖尿病患者死亡的主要原因,下肢坏疽可以造成残疾,糖尿病引起的视网膜病变和白内障可以导致患者失明。

二、糖尿病患者的日常照护

护理员在对糖尿病老年人进行日常照护时,应从饮食、运动、药物、健康教育、自我监测 5 个方面实施全方位照护。

1. 饮食护理　合理的饮食治疗是糖尿病患者的基础治疗,它能帮助将血糖控制在理想水平,减少药物用量,减少并发症的发生和发展。

(1)控制总热量:饮食护理的关键在于控制每日摄入的总热量。一般根据患者的活动强度和体重状况来确定每日摄入的总热量(表 5-3)。

(2)合理供给糖类:糖类供给量占总能量的 50％～60％,经常吃一些粗粮,也可用土豆、山药等代替部分主食,不吃白糖、红糖、冰糖、蜂蜜等精制糖,喜甜者可用甜叶菊、木糖醇等来代替。

(3)适量摄入蛋白质:蛋白质每天每千克体重约 1g,其中优质蛋白质占 1/3。糖尿病合并肾病的患者应根据病情适当控制。

表 5-3　糖尿病患者每日热能摄入量（kcal/kg）

活动（劳动）强度	消瘦	正常	肥胖
重体力劳动（如搬运工）	45～50	40	35
中体力劳动（如电工安装）	40	35	30
轻体力劳动（脑力工作者）	35	30	20～25
休息状态（如卧床）	25～30	20～25	15～20

（4）限制脂肪的摄入：脂肪所供给的能量占总能量的 30％～35％，限制饱和脂肪酸的摄入，避免食用牛油、猪油、奶油等动物性脂肪，胆固醇摄入每天低于 300mg，避免过多地摄入动物内脏、动物脑组织、蛋黄等富含胆固醇的食物。

（5）提倡高膳食纤维饮食：膳食纤维每日摄入量在 25～35g，选择含膳食纤维高的食物，如玉米、燕麦片、麸皮、米糠及叶菜类蔬菜等。

（6）保证维生素、矿物质的供给，减少酒和盐的摄入：糖尿病患者应多食能量低的各种新鲜蔬菜，血糖控制好的患者可以限量食用水果，黄瓜、西红柿等能量含量低的食品可不限制，以补充各种维生素，也可经常食用各类精肉、鱼虾、牛奶等以补充机体铁、钙等矿物质的需要，同时减少酒和盐的摄入量。

2. 运动护理　运动可增加患者的心肺功能和改善体内新陈代谢，纠正血糖、血脂代谢紊乱，预防和减少糖尿病慢性并发症，降低致残率。

（1）运动种类：运动方式的选择以低至中等强度的持续、有序、有度的有氧运动方式为佳，避免高强度的剧烈运动。可选择步行、慢跑、骑车、游泳、爬山、广场舞、打球、太极拳等。其中以步行最为常用，简便易行。步行分为快步、中步和慢步，一般以 120～140 步/分为快步，适用于全身情况良好者；100～120 步/分为中步，适用于情况一般者；70～100 步/分为慢步，适用于年龄大、身体较差者。

（2）运动时间：糖尿病患者应避免空腹运动，并尽可能避开药物作用高峰期，运动时间每次 30～60min，每周 3～5 次，循序渐进，量力而行。

（3）运动强度：要注意个体差异，逐步增强，避免剧烈运动，不过于疲劳。

（4）运动时的注意事项：不宜在空腹时进行，开始阶段应随身携带一些糖果、饼干，以防低血糖的发生；重视运动中、运动后的自我感觉，出现气急、胸闷、头晕、心悸、出汗等，应立即停止运动。

3. 指导正确药物治疗　糖尿病是终身性疾病，需长期坚持药物治疗，应严格按医嘱服药，不要擅自停药或加药，应了解药物的作用和副作用，按时正确用药。

护理员应学会注射胰岛素，包括如何计算单位，选择注射部位（上臂内外侧、腹部、大腿外侧），如何保存胰岛素（应保存在 2～8℃ 冷藏室内），选择注射时间（餐前 30min），如何使用胰岛素笔，以及注射时的注意事项（胰岛素量准确、注射后 30min 内一定要进食）等。

4. 自我血糖监测

（1）血糖监测：护理员应当学会用血糖仪检测老年人血糖，注意用 75％ 的乙醇溶液消毒手指，待干后采血，测试纸不要受潮，并做好记录。

（2）观察低血糖反应：在使用降糖药期间，老年人可能会出现低血糖反应，如出现饥饿感、头晕、心悸、出汗，严重者可出现神经症状，如定向障碍、烦躁不安，甚至出现昏迷等，此时应立即给老年人服用糖水或进食含糖食物，重者及时送医，静脉注射葡萄糖。老年人外出时应随身携带一张急救卡,写清患者的姓名、住址、紧急联络人的联系电话、目前服用的药物名称及剂量等信息。

5. 健康管理　护理员需要协助老年人记录每天的饮水量、运动量、胰岛素用量、尿糖检查结果等,做好老年人的健康管理记录,以便给医生的诊治提供准确的资料。

三、糖尿病的并发症的预防

1. 建立健康的生活方式。
2. 适当运动。
3. 定期检查身体。
4. 发挥支持系统的支持作用,提高患者治疗疾病的信心。

四、本 节 小 结

目前我国糖尿病发病率呈逐年上升趋势,同时糖尿病的并发症已成为继癌症、心血管及脑血管疾病之后的主要死亡原因,目前尚没有彻底治愈糖尿病的方法。护理员通过本节的学习,了解糖尿病患者的日常照护方法,帮助老年人控制病情的发展,从而能有效控制并发症的发生,提高生活质量。

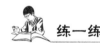 练一练

单选题
1. 糖尿病患者控制饮食的主要目的是(　　　)
　　A. 减少热量,防止肥胖　　　　B. 控制摄入的总热量,降低血糖浓度
　　C. 防止水电解质紊乱　　　　　D. 保持大便通畅
2. 老年人预防糖尿病的最有效方法是(　　　)
　　A. 定期监测血糖　　　　　　　B. 学习糖尿病的相关知识
　　C. 改变不良生活方式和习惯　　D. 预防感染
3. 患者,女,62 岁,糖尿病 3 年余,某日餐前突然感到饥饿难忍,全身无力、心悸、出虚汗,
　　继而神志恍惚,此时护理员应立即采取的措施是(　　　)
　　A. 通知医护人员　B. 协助老年人饮糖水　C. 给老年人测量血压　D. 给老年人准备食物

第五节　慢性支气管炎

【案例导入】　患者,女,64 岁,已婚,农民,自述于 1 个月前因受凉后开始出现咳嗽、咳痰、气促、乏力等症状,无恶心、呕吐等,以为感冒而曾在当地村卫生室就医,村医给予口服药物治疗,上述症状没有缓解,1 周前症状加重,患者咳嗽、咳痰加重,尤以夜间为重,不能平卧,上述症状于气候变化时加剧。

【工作思考】　护理员在进行日常照护时应注意什么?

【工作与学习目标】

1. 掌握慢性支气管炎的诱发因素及临床表现。

2. 掌握慢性支气管炎的日常照护方法及预防措施。

一、基 础 知 识

1. 定义　慢性支气管炎简称慢支,是指气管、支气管黏膜及其周围组织的慢性非特异性炎症。随病情的发展,常并发阻塞性肺气肿,进而发生肺动脉高压、肺源性心脏病。

2. 病因　慢支的病因较为复杂,迄今尚未明了,但主要和以下因素有关:吸烟、大气污染、感染、气候寒冷、机体的内在因素(如过敏因素、自主神经功能失调、年龄因素、营养因素、遗传因素等)。

3. 临床表现　多为缓慢起病,开始时症状较轻,病程漫长、反复急性发作、逐渐加重。主要症状为慢性咳嗽、咳痰,部分患者可有喘息。

(1)咳嗽:长期、反复、逐渐加重的咳嗽是慢支的一个主要特点。开始时仅在冬春气候变化剧烈时或接触有害气体后发病,夏季或停止接触有害气体后咳嗽减轻或消失。病情缓慢发展后,可表现为一年四季均咳嗽,冬春季加重。一般晨间咳嗽较重,白天较轻,临睡前有阵咳或排痰,黏痰排出后即感胸部舒畅,咳嗽减轻。

(2)咳痰:一般为白色黏液或浆液泡沫样痰,合并感染时,痰液转为黏液脓性或黄色脓痰,且咳嗽加重,痰量随之明显增多,偶带血。

(3)喘息或气短:部分患者有支气管痉挛,可引起喘息,常伴哮鸣音,可因吸入刺激性气体而诱发。

二、慢性支气管炎患者的日常照护

1. 室内环境要清洁、温暖、舒适　老年人的房间要经常打扫,定时开窗通风,每天通风不少于 3 次,每次不少于 30min,保证空气的新鲜、洁净。通风时要注意避免对流风,以防老年人受凉。室内温湿度要适宜,一般老年人居室的温度夏季以 28～30℃ 为宜,冬季以 18～22℃ 为宜,相对湿度以 50%～60% 为宜。过冷。过热、过于干燥等都会使患病老年人不舒适。

2. 注意保暖　注意老年人身体的保暖,天凉时应及时为老年人增加衣服,尤其要注意老年人的前胸、后背不能受凉,否则容易加重病情。天冷时要为老年人及时添加衣服或被子,以防受凉。

3. 提供营养丰富的饮食　调整好老年人的饮食,以促进食欲而获得足够的营养。营养的供给以高蛋白、高维生素的饮食为宜。食物要适合老年人的口味,少量多餐,以保证营养物质的摄取。

4. 给予充足的水分　充足的水分可以保证呼吸道黏膜的湿润,有利于痰液的排出。

5. 保持呼吸道通畅

(1)仔细观察老年人呼吸状况与咳嗽、咳痰情况,注意痰液的颜色、量。痰液较多而又无力咳出痰液的老年人,要警惕痰液咳出困难而发生窒息,需备好吸痰设备,及时报告医生和护士,采用超声雾化吸入法以稀释痰液,有利于痰液的排出。

（2）对于卧床老年人要经常翻身拍背,促进痰液的排出。对气喘不能平卧的老年人可采取半坐卧位,使头胸部抬高,以利于呼吸。

6. 保持口腔的卫生　患慢性支气管炎的老年人经常咳嗽、咳痰,护理员应注意协助老年人保持口腔卫生。指导老年人将痰液吐在纸上或痰杯中,吐出的痰液要及时清理,痰杯要消毒处理,吐痰后及时漱口,保持口腔清洁。

三、慢性支气管炎的预防

1. 注意保暖,防止受凉。
2. 在身体允许的情况下坚持锻炼身体,以增强体格和抵抗力。
3. 建议戒烟。

四、本 节 小 结

慢性支气管炎是老年人常见的多发病,病程长、症状严重者常可引起肺气肿、肺炎及其他并发症,严重影响老年人的生活质量。护理员通过本节的学习,熟悉了慢性支气管炎的预防和常用护理方法,可以有效改善老年人的症状,缓解疾病带来的不适。

练一练

单选题

1. 慢性支气管炎最常见的并发症（　　）
　A. 老年肺气肿　　　B. 代偿性肺气肿　　　C. 阻塞性肺气肿　　　D. 间质性肺气肿

2. 患者,男,76 岁,有慢性支气管炎病史 18 年,1 周前受凉后再次出现咳嗽、咳痰、痰白质黏,伴有呼吸困难、胸闷,患者最主要的护理问题是（　　）
　A. 体液过多　　　B. 生活自理能力缺陷　C. 清理呼吸道无效　　　D. 肺脓肿

3. 慢性支气管炎最突出的症状是（　　）
　A. 长期反复咳嗽　　B. 经常咳嗽　　　C. 时有喘息　　　D. 反复发热

（李　娜　付春丽）

第6章　老年人用药护理

【纲要概览】　老年人用药护理对老年人康复起到至关重要的作用,本章将通过四节内容对老年人的用药护理进行较系统的介绍,主要介绍老年人使用西药的护理、使用中药的护理、老年人常见疾病使用药物的注意事项及特殊部位用药的护理等知识和操作方法,并通过案例导入、问题评估引入工作与学习目标,突出老年人用药护理必备知识和关键技能知识,这些内容均与护理员的日常工作息息相关,能够在一定程度上提升护理员对老年人用药护理的能力,同时又能够让养老护理员安全地为老年人提供用药护理服务。

第一节　使用西药的护理

【案例导入】　李某,男,68岁,小学文化,患有帕金森病和原发性高血压,在家时觉得头晕,患者以为血压增高,就误服了2倍的降血压药物,导致虚脱、休克,被家人及时送往医院,经抢救治疗后病情稳定,出院后长期口服给药。作为护理员的小王应如何指导李爷爷服药,应如何护理李爷爷呢?

【问题评估】　老年人出院后需长期口服用药。

【工作思考】　护理员应如何协助李爷爷服药? 如何护理李爷爷呢?

【工作与学习目标】

1. 掌握西药的种类及服药后应观察内容。

2. 掌握服用西药后的护理措施。

一、基 础 知 识

1. **定义**　西药即化学合成方法制成或从天然产物提制而成,如阿司匹林、青霉素、镇痛片等药品。其常见服用方法包括口服给药法、静脉给药法等。其中口服给药法是最常见的比较安全、方便和经济的用药方法。其剂型影响药物在体内的吸收、利用和疗效。

2. **口服药物剂型正确服用方法**

(1)口含片与舌下片:又称含片,多用于口腔及咽喉疾病,有局部消炎、杀菌、镇痛作用,如西瓜霜润喉片、草珊瑚含片、西地碘含片等,使用时应在口腔内含化,不可咀嚼、吞咽,含服中、含服后不可饮用液体,以延长疗效。

(2)口服片剂:指自口腔服下,经胃肠道吸收作用于消化道内胃肠局部的片剂,一般用温水送服,但维生素类、助消化药、止咳糖浆类不宜温水送服,因为助消化类药多含酶类和益生菌,热水能降低甚至杀灭其活性,影响药物的化学活性,降低药效,增加药物的不良反应。

(3)口服胶囊:指将药物填装在空心硬质胶囊中,或密闭于弹性软质胶囊中制成的药剂,以掩盖药物不良味道及提高药物稳定性。服用时,不能将胶囊破坏,应整粒吞服,因为胶囊外层用明胶制成,对身体无害,无毒,一般包在里面的药是对食管和黏膜有刺激性的粉末或颗粒。

(4)口服溶液:多见于糖浆类药物,如急支糖浆、复方甘草合剂、蜜炼川贝枇杷膏等,不宜用温开水送服,因为服药后药物可在病变咽喉部黏膜表面形成保护膜。

3. 老年人使用西药用药原则

(1)按照医生的规定帮助老年人准确服药,不可擅自更改,遇有疑问应确认清楚,不可盲目给药,如给错药应及时报告。

(2)认真执行查对制度,首先要查对姓名,确认无误后再查对给药途径、剂量、时间,取出药后检查药物质量。

(3)及时给药,做到五准确,给药途径、剂量、浓度、时间、服药人名五准确。

(4)观察用药后的疗效和不良反应,并做好记录。

二、督促、协助老年人按时服用西药的要求

1. 不按时服药的原因

(1)由于老年人基础性疾病种类多,用药方案比较复杂。

(2)药物的剂型与规格不适宜或包装不当。

(3)老年人出现某些药物的不良反应而停用。

(4)缺乏用药的安全知识。

2. 护理措施

(1)仔细观察老年人不按时服药的原因,有针对性地采取措施。

(2)发药前,耐心告知老年人及家属药物名称、剂量、用法、时间安排、可能出现的副作用及应对方法,以提高老年人的依从性。

(3)对于自理服药的老年人,护理员可提前与老年人一起摆药,服药时督促老年人服药。

(4)养老护理员发药时,应看到老年人咽下药物再离开。

(5)对拒绝服药的老年人,要耐心解释、多沟通,解除其思想顾虑。

(6)必要时与家属沟通,取得家属的配合与支持,提高老年人服药的依从性。

三、非自理老年人服用药物困难因素及护理措施

1. 药物吞咽困难的多种因素

(1)疾病因素:吞咽功能障碍。

(2)年龄因素:舌肌和咀嚼肌运动力量和速度下降。

(3)体位因素:卧位影响服药。

(4)药物因素:需要同服的药物种类过多等会引起药物吞咽困难。

2. 护理措施

(1)评估老年人不能自理服药原因和合作程度,以及对服药的心理反应,采取相应措施。

(2)寝室环境安静、整洁,无噪声干扰。

(3)准备好白开水,做好给药前准备。

(4)采取正确的服药姿势。坐位:坐正直,上身稍前倾,头略低,下颌微向前;卧位:抬高床头,成 30°～50°角,将老年人的头转向一侧或将后背垫起呈半坐卧姿势。

(5)非自理老年人服药方法:对吞咽困难与神志不清的老年人,一般通过鼻饲管给药;对神志清楚但有吞咽障碍的老年人,可将药研碎做成糊状后给药;对肢体障碍、精神疾患、有痴呆症状的老年人,要确认药送到口。

四、老年人用药后反应的观察和处理操作

1. 各类口服西药用药后的观察要点

(1)服用治疗心血管系统疾病类药物注意观察的要点:症状是否减轻,发作是否改变,服用利尿药后,记录尿量,监测有无头晕、乏力、晕厥等症状。

(2)服用治疗呼吸系统疾病类药物注意观察的要点:咳嗽程度和伴随症状,痰的颜色、量、气味,咯血的改变,通过体温了解感染控制情况。

(3)服用治疗消化系统疾病类药物注意观察的要点:食欲,恶心、呕吐程度,腹泻、腹痛症状,严重呕吐老年人观察有无少尿、口渴等脱水现象,准确记录出入水量、进食量、尿量、排便量、出汗等。

(4)服用治疗泌尿系统疾病类药物注意观察的要点:观察尿量、次数、颜色及有无尿频、尿急、尿痛及血尿等症状。

(5)服用治疗血液系统疾病类药物注意观察的要点:判断是否存在贫血、头晕、耳鸣、乏力、活动后心悸气短等症状,皮肤瘀点瘀斑,消化道出血症状有无好转。

(6)服用内分泌及代谢疾病类药物注意观察的要点:服用降糖药物后观察有无低血糖反应。应用治疗代谢疾病药物观察有无身体外形变化,如突眼、毛发异常、情绪变化等。

(7)服用治疗风湿性疾病类药物注意观察的要点:观察四肢、脊柱关节疼痛和肿胀程度,关节僵硬程度、活动受限程度。

(8)服用治疗神经系统疾病类药物注意观察的要点:观察头痛、头晕程度和变化,嗜睡、昏睡和昏迷情况,发音困难、语音不清、语言表达不清等语言障碍变化,肢体随意活动变化情况。

2. 处理操作

(1)如果出现药物反应立即停药,马上报告医生或家属。

(2)协助老年人平卧,头偏向一边防止呕吐时窒息,保持呼吸道通畅。

(3)如果发生心搏、呼吸骤停,立即进行心肺复苏抢救。

(4)加强病情观察和照顾,密切观察老年人呼吸、心跳、意识、尿量。

五、服用特殊药物注意事项

1. 服用铁剂、酸类药对牙齿有损害，要用吸管服用，服用后要漱口以免损害牙齿，服用治疗心脏病的药物时（如强心苷类），服药前要测量脉搏，如果脉搏每分钟少于 60 次或节律不整（快慢、时间间隔等）应立即报告医生。

2. 对老年人难以咽下的片剂、丸剂，可将药研细后加水调成糊状服用，不可将大片的药片掰成两半吃，这样容易造成食管损伤，尤其是肝硬化的老年人。另外，也不可将粉状的药物直接倒入口腔后用水冲服，以免药粉在食管发生阻塞。糖衣和胶囊包装的药物一般应整粒吞服。

3. 止咳糖浆对呼吸道有安抚作用，服后不需要喝水。

六、老年人吃错药的紧急处理方法

1. 保持镇静，不要慌乱。
2. 先查清楚吃错的是什么药，并采取相应措施。
(1) 误服解热镇痛药、维生素类药、助消化药，只需观察，不必采取措施。
(2) 误服外用药、剧毒药、农药、毒鼠药就必须采取紧急措施。要尽快催吐，用筷子或勺把刺激老年人的咽喉部使其呕吐，以减少毒物的吸收，并立即送医院抢救。
(3) 误服碘酒，应迅速服用一些米汤或浓面汤，同时用催吐法促进毒物排出。
(4) 误服过量的安眠药。要保持呼吸道的通畅，采用催吐法，并尽早送医院治疗。

七、本 节 小 结

对老年人使用西药的护理技术是护理员照护老年人的基本技能，本节着重描述了西药的剂型、使用西药遵循的原则、非自理老年人服用药物困难因素及护理措施、老年人用药后反应的观察和处理操作、服用特殊药物注意事项、老年人吃错药的紧急处理方法等知识，期望通过本节内容的学习，养老护理员能够掌握老年人服用西药需要注意的要点，使老年人更加安全地用药。

 练一练

单选题
1. 下列口服药的种类中不正确的一组是（   ）
    A. 溶剂、片剂、合剂　　　　B. 合剂、丸剂、散剂　　　　C. 散剂、胶囊、溶剂
    D. 片剂、合剂、栓剂
2. 药物致神经系统的不良反应是（   ）
    A. 发热　　　　B. 腹痛　　　　C. 低血压　　　　D. 荨麻疹
3. 一般在清晨空腹服用的药物是（   ）
    A. 健胃药　　　　B. 助消化药　　　　C. 有刺激性的药物　　　　D. 泻药

第二节 使用中药的护理

【案例导入】 李某,男,68岁,发病十余日,于当地中医院就诊。症见外感风寒,发热恶寒无汗,头痛,身骨节痛,腰腿痛,咳嗽、鼻塞。脉见滑数。当地医院开一中医处方,让回去煎服,作为护理员的小王应如何帮助李爷爷服用中药呢,应如何护理李爷爷呢?

【问题评估】 老年人需煎服中药服用。

【工作思考】 护理员应如何协助李爷爷煎服中药并服药?如何护理李爷爷呢?

【工作与学习目标】

1. 掌握中药的种类及服药后应观察内容。

2. 掌握服用中药后的护理措施。

一、基础知识

1. 中药的剂型与方法

(1)汤剂:药物配成方剂,加水煎煮成汤液,去渣取汁饮服或外用。特点:吸收快,作用迅速,加减灵活,适用于一般病症和急性病症。服法:可以内服、灌肠、熏洗。

(2)散剂:将一种或数种药物碾碎,研成混合均匀的干燥粉末。特点:制作简便,节省药材,不易变质,便于携带,吸收较汤剂慢。服法:内服,即可直接冲服或用汤剂、米汤等调服;外用,即将药物外敷或撒于疮面和患部。

(3)丸剂:将药物研成细末,与水或蜂蜜、米糊、面糊、酒、醋等赋形剂混合制成圆形固体剂型。特点:吸收缓慢,药力持久,体积小,服用、携带、贮存方便,用于慢性和虚弱性疾病(如乌鸡白凤丸)。服法:吞服、嚼服。

(4)膏剂:将药物用水或植物油煎熬浓缩而成的剂型。特点:服用量小,外用可缓慢吸收,持久发挥疗效。服法:内服膏剂用开水冲服,多用于滋补;外用膏剂有软膏,用时直接涂抹于患处,常用于疮疡患者;硬膏,用时先以文火烤熟使其变软,待全部软化后,贴于患处,双手用力压匀,皮肤过敏者禁用,如十香暖脐膏,常用于风寒痹痛。

(5)酒剂:又称药酒,是以酒为溶媒,一般以白酒或黄酒浸泡药物,使药物的有效成分溶入酒中,得到澄清浸出液的剂型。特点:阴虚火旺之症的患者禁用。服法:内服多用于体质虚弱、风湿骨痛。外用可消肿止痛,杀虫止痒。

(6)冲剂:将药物浓缩浸膏与适量敷料混合制成的颗粒状散剂。特点:比丸剂、片剂作用迅速;较汤剂、糖浆剂体积小、重量轻、易携带、服用简单;但易吸潮,需密封保存。多用于外感、肝胆、脾胃等病症。服法:服用时冲入开水,使其溶解后,即可服用。

(7)糖浆剂:将药物煎煮后去渣取汁,在熬成浓缩液,加入适量蔗糖而制成的药物水浓缩剂。特点:有甜味,便于服用。

2. 服药饮食禁忌 饮食禁忌简称食忌,即避免药物与食物之间相互发生变化而影响药效。

(1)一般忌口:服药期间,凡属生冷、黏腻、腥臭等不易消化及有特殊刺激性的食物,应忌食。

(2)特殊忌口:服药发汗后,忌服醋,忌生冷的食物;服补药后,忌食浓茶和萝卜。

二、中药给药原则

1. 确定用药时间

(1)一般中成药宜在进食前、后 0.5～1h 服用,1 日 2～3 次。急性病、热性病应随煎随服,治疗咽喉疾患的药、清热解暑药宜不拘时间频服,止泻药宜及时给予,按时再服,泄止停药。

(2)饭前服药:滋补药宜空腹服用,制酸药宜饭前 1h 服用。

(3)饭后服药:对胃肠有刺激的药物,导泻药、健胃药饭后 1h 服用。

(4)定时服药:平喘药、截疟药发作前 2～3h,月经不调药在月经前 3～7d 服用。

(5)睡前服药:安神药宜睡前半小时服用。

2. 服药温度

(1)温服:是指将煎好的汤药放温后服用,或将中成药用温开水、酒、药汁等温热液体送服的方法,一般汤剂,一些对胃肠有刺激的药物均宜温服。

(2)热服:是指将刚煎好的药液趁热服下,或将中成药用热开水送服的方法。

(3)冷服:是指将煎好的汤剂放冷后服下,或将中成药用冷开水送服的方法。

三、常用中草药中毒的解救与护理

1. 应立即停止接触及服用有毒药物。

2. 尽快清除毒物。

(1)催吐:适用于口服有毒药物 2～3h 以内,清醒、能合作的患者。一般先饮温开水后,再用压舌板刺激咽后壁,引起反射性呕吐,反复数次,直至胃内容物完全吐出为止。

(2)洗胃:是清除胃中残留毒物最有效的方法。适用于催吐无效,服毒物 4～6h 的患者。消化道溃疡出血及因服用腐蚀性药物引起食管、胃、肠损伤者,应禁用洗胃法。

(3)在毒物性质未明确之前,洗胃液可以选用生理盐水、温开水或绿豆汤等,若毒物性质明确以后,可以根据毒物的性质选用相对应的洗胃液。每次灌入 300～500ml,反复多次洗胃,直至洗出液与灌入液一样澄清无味为止,洗胃后,可适当服用牛奶、蛋清、米汤等保护胃黏膜。

(4)导泻:毒物在肠道内未完全吸收前,可口服通下药,如口服 50% 硫酸镁 40～50ml,如果中毒时间已超过 6h,或服用通下药 2h 未泻者,可用生理盐水或 2% 肥皂水 1 000ml 做大量不保留灌肠。

(5)严密观察病情变化,并做好记录。

四、本 节 小 结

对老年人使用中药的护理是护理员照护老年人的基本技能之一,本节着重描述了中药的剂型、使用中药遵循的原则、常用中草药中毒的解救与护理等基础理论知识,期望通过本节内容的学习,养老护理员能够掌握老年人服用中药需要注意的要点,使老年人更加安全地用药。

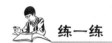

练一练

单选题

1. 常用中草药中毒后,催吐适用于什么样的患者(　　　)
   A. 昏迷患者   B. 精神病患者
   C. 中毒时间在2～3h内清醒患者   D. 拒不合作者

2. 在中毒患者毒物性质不明时不可以用什么洗胃(　　　)
   A. 生理盐水   B. 温开水   C. 绿豆汤   D. 碳酸氢钠溶液

3. 服用中药期间可以食用哪些食物(　　　)
   A. 水果   B. 鱼虾   C. 蔬菜   D. 冰激凌

第三节　老年人常见疾病使用药物的注意事项及方法

【案例导入】　李某,男,68岁,高血压病史5年。未予重视,间断服用降压药物,头晕、头痛症状明显时就服药,症状消失时就停药。那么作为养老护理员的小王应如何指导李爷爷正确服用药物呢?有什么注意事项呢?

【问题评估】　老年人发病后未正确服用药物。

【工作思考】　养老护理员应如何指导老年人正确服用药物呢?

【工作与学习目标】

1. 掌握老年人常见疾病使用药物的注意事项。

2. 掌握协助老年人正确服药的方法。

一、老年人常见疾病使用的药物及其注意事项

1. 心血管系统应备急救药物

(1)冠心病:硝酸甘油含片、消心痛、速效救心丸等。

注意事项:①硝酸甘油见光容易分解,应避光保存(或盛放在棕色瓶中),并注意防潮,6个月更换1次;②一旦胸痛发作立即停止活动或舌下含化硝酸甘油以备急用,在家中硝酸甘油应固定存放于易取的位置,用后放回原处。

(2)高血压:卡托普利、硝苯地平缓释片、马来酸依那普利片等。

注意事项:①降压一般从小剂量开始,达到降压目的后改用维持量;②联合用药,以增强疗效,减少不良反应,不得自行增减和撤换药物;③指导老年人服用降压药物后休息一段时间,避免久站、在改变体位时动作要缓慢;④当出现头晕眼花、恶心、呕吐时立即平卧;⑤一般需要坚持长期服药。

2. 呼吸系统常用药

(1)祛痰药:盐酸氨溴索。

(2)解除气道痉挛药:氨茶碱。

(3)缓解哮喘:沙丁胺醇气雾剂。

注意事项:①密切观察老年人服药后有无胃肠道、心脏和中枢神经系统的毒性反应。②茶碱缓释片必须整片吞服,不能嚼服。③嘱老年人随身携带止喘气雾剂,出现哮喘发作时,立即吸入并保持平静,以减轻发作。

3. 消化系统常用药

(1)急性肠炎,腹痛腹泻:氟哌酸。

(2)胃溃疡、胃酸过多:奥美拉唑、碳酸氢钠等。

(3)消化道出血:口服凝血酶、云南白药。

注意事项:①抗酸药应在餐后 1h 及睡前服用,避免与奶制品同时服用,也不宜与酸性食物及饮料同服;②服用抗酸药片剂时应嚼服,服用乳剂前应充分摇匀;③嘱老年人按医嘱正确服用药物并学会观察药效及不良反应。

4. 内分泌与代谢性疾病常用药(图 6-1)

(1)糖尿病:二甲双胍、胰岛素等。

(2)骨质疏松症:钙剂、维生素 D 等。

注意事项:①二甲双胍类药物于餐前或进餐时口服,不进餐不服药,从小剂量开始;②普通胰岛素于饭前 30min 注射,鱼精蛋白锌胰岛素在餐前 1h 注射;③未开封的胰岛素放于冰箱 4~8℃冷藏保存,正在使用的胰岛素在常温下可使用 28d;④用混合胰岛素时,先抽速效胰岛素,再抽吸中、长效胰岛素;⑤胰岛素注射部位以腹壁注射吸收最快,其次为上臂、大腿和臀部。

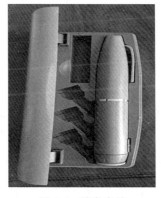

图 6-1 胰岛素笔

二、定期检查药物是否过期并及时处理

1. 每 3~6 个月检查药箱内药品,过期药物应及时更换补充。按照有效期先后顺序放置药品,先使用有效期短的,再使用有效期长的。

2. 各类各期药物处理方法。

(1)如果不能确定内装药物的有效期或确定已经失效的药品,应由养老护理员收回暂存,通知家属取回处理。

(2)少量常用药物过期可由养老护理员毁掉包装,破坏药物,按照医用垃圾回收处理,以免误服引发危险。

3. 药物的保管方法及注意事项。

(1)药柜应设在通风、干燥、光线明亮处,避免阳光直射,保持清洁,专人负责,定期检查药品质量,以确保安全。

(2)药品应按内服、外用等分类放置,并按有效期的先后有计划地使用,以免失效。

(3)按药物不同性质及说明书的贮藏条件分别保存。

(4)尽量原包装保存,瓶装药服后拧紧瓶盖,以免药物潮解、氧化、变质。

(5)个人专用药,应单独存放并注明姓名。精神类、毒麻药、痴呆老年人的药要上锁,如舒乐安定、吗啡类药物。

（6）定期查对药品有效期，按有效期的长短顺序放置，过期药及时处理。

（7）易氧化和遇光变质的药物，置深色瓶子、黑纸遮光的纸盒内，置于阴凉处，例如维生素C、氨茶碱、盐酸肾上腺素、氢化可的松等。

（8）遇热易破坏的生物制品、抗生素等应置于干燥阴凉处或冷藏于 $2\sim10\,^{\circ}\!\mathrm{C}$ 处保管，例如抗毒血清、疫苗、胎盘球蛋白等。

（9）易挥发、潮解、风化的药物，须装瓶盖紧，例如阿司匹林、碘酊、酒精、复方甘草片、酵母片、维生素 B_1 等。

（10）易燃、易爆的药物，须密闭，并单独存放于阴凉低温处，远离明火，以防意外，例如酒精、乙醚、环氧乙烷等。

（11）各类中药均置于阴凉干燥处，芳香性药品须密盖保存。

三、协助老年人服药

1. 定义 口服给药法是指经口腔途径吞服、舌下含服的药物，是最常见的比较安全、方便和经济的用药方法。

2. 操作流程

（1）用物准备：药杯内盛装药物、服药单、靠枕、记录单、笔、免洗手消毒液。

（2）护理员准备：护理员衣着整洁，用七步洗手法洗净双手。

（3）环境准备：房间干净、整洁；空气清新、无异味。

（4）老年人准备：老年人平卧于床上。

（5）沟通评估：核对老年人房间号、床号、姓名，向老年人解释服药的目的，取得老年人的配合。评估老年人身体状况和吞咽能力。

（6）协助服药：核对老年人姓名与服药单是否相符，药品与服药单是否相符。

（7）调整体位：摇高床头，取半卧位或坐位，在老年人背后放靠枕或靠垫进行支撑。

（8）服药前准备：快速手消吸收，协助老年人倒好温水，协助老年人润喉。

（9）协助老年人饮水，将药物分次服下。

（10）检查用药：检查时要检查到位、全面。观察老年人服药后反应，有无不适症状，若发现异常及时报告。

（11）协助老年人取舒适体位，整理床单位。

（12）整理用物：操作完成后护理员收回药杯，浸泡消毒，晾干备用。用七步洗手法洗净双手，记录老年人服药时间、服药后身体无不适。

3. 注意事项

（1）老年人对药物有疑问时，需要再次核对，确认无误后方可给药。

（2）对于吞咽困难的老年人，护理员要咨询医护人员或根据药物的说明书，决定是否可以将药物切割成小块或研碎服用。

四、本节小结

老年人常见疾病使用药物的注意事项及如何协助老年人服药是养老护理员照顾失能老年

人的基本技能之一,本节主要讲解了护理员在老年人服用药物时的注意事项及协助老年人服药的操作要点,期望通过本节内容的学习,护理员能够掌握老年人服药的方法及注意事项,并且能及时观察到老年人服药过程中的不良反应,保证老年人的服药安全。

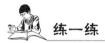 练一练

单选题

1. 未开封的胰岛素应如何保存(　　)
   A. 冰箱 4～8℃冷藏　　　B. 常温保存　　　C. 冰箱冷冻保存　　　D. 太阳下直晒
2. 硝酸甘油服用方法是(　　)
   A. 立即口服　　　　　B. 立即嚼服　　　C. 舌下含服　　　　D. 研碎服用
3. 易受潮而变质的药物是(　　)
   A. 鱼肝油　　　　　　B. 氨茶碱　　　　C. 维生素 C　　　D. 维生素 B_1

第四节　特殊部位用药护理

【案例导入】　李某,男,68 岁,近期听力减退,并伴有耳痛的症状,有时伴有发热、乏力、食欲减退等症状。到当地医院检查诊断为中耳炎。遵医嘱需要应用滴耳剂治疗,作为护理员的小王应如何协助李爷爷滴药呢?

【问题评估】　老年人耳部症状明显,需要给予药物治疗。

【工作思考】　护理员应如何协助李爷爷应用滴耳剂呢?应用滴耳剂后应如何护理李爷爷呢?

【工作与学习目标】

1. 掌握老年人滴眼剂、滴鼻剂、滴耳剂等外用药的方法。
2. 能为老年人应用眼、耳、鼻等部位外用药。

一、基 础 知 识

特殊部位外用药定义:通过皮肤、五官的贴、涂、洗、擦、敷等方法给药,给药后在局部起到保护作用和治疗作用,或经皮吸收发挥全身作用的药物统称外用药。根据给药途径外用药分为皮肤用药、滴耳剂、滴鼻剂、滴眼剂、腔道用药等类型。下面主要介绍滴眼剂、滴鼻剂、滴耳剂的使用方法。

1. 滴眼药

(1)滴眼剂:指药物制成供滴眼用的溶液,由于滴眼剂属于灭菌制剂,由结膜直接吸收,因此使用滴眼剂时一定要注意手部卫生,认真核对药瓶上的姓名、药名、用法、给药途径、给药时间、药品质量和有效期,用时应先将药瓶摇一摇,如果发现药液浑浊和絮状团块,表明药水已被污染,切勿再用。为了保证疗效,上药前应清洗干净眼部分泌物,告知老年人如何配合。上药时避免交叉感染,两眼都滴药时,先滴健侧、后滴病眼,先滴病情轻眼、后滴病情重眼。操作过程中注意瓶塞口、瓶口不可触及任何东西(包括眼睑、睫毛),以免造成老年人不适和污染药液。

如数种药同时使用,中间须间隔5~10min。有些药液经角膜吸收后可引起心血管和呼吸系统毒性,因此,在用药过程中要注意观察老年人全身反应。

(2)眼膏:为了增加眼部用药与眼表结构的接触时间,可选用眼膏(如红霉素眼膏)。在角膜受损时用眼膏可起到润滑和衬垫作用,能有效地减轻眼部的刺激症状。在上药前,应先将瓶口剪开,剪刀、瓶口须消毒,瓶口要少剪一些,只露出一小孔。点药完毕,应将眼药瓶盖紧,置于通风阴凉处保存。

2. 滴鼻剂　滴鼻剂是在鼻腔内使用,经鼻黏膜吸收而发挥局部和全身作用的制剂,剂型有滴剂、喷雾剂等(如盐酸萘甲唑啉滴鼻液)。滴药前先将鼻涕等分泌物排出,如果鼻腔内有干痂,应先用干净棉签蘸温盐水浸软、取出并擦拭干净后再滴药。滴药前应先吸气,头尽量向后仰,使药液尽量达到较深部位,充分发挥药效;通常每次滴药2~3滴,注意瓶壁不要碰到鼻黏膜,滴药后仰卧1~2min再坐起,如果药液流入口腔可将其吐出并漱口。

3. 滴耳剂　滴耳剂是用于耳道内的液体制剂,主要用于耳道感染或疾患的局部治疗(如氧氟沙星滴耳液)。滴药前用棉签先将耳道内的分泌物擦拭干净,以保证疗效。滴药时,先将药瓶在手中握一会儿,当药液温度与体温接近时摇匀后使用,以免引起反应。一般每次用药5~10滴或遵医嘱,每日2次。滴药后须轻轻地抚揉、压迫耳廓,使药液进入中耳腔,保持原位3~5min,再滴另一只耳朵。注意观察滴药后老年人是否有刺痛感或灼烧感,通常连续用药3d患耳仍疼痛则应停药就医。

二、操作流程

1. 为老年人滴眼药水

(1)用物准备:给药单、眼药水、干净纸、棉签、污物杯。

(2)护理员准备:着装整齐,七步洗手法洗净双手。

(3)环境准备:温湿度适宜,光线明亮,环境安全,适宜操作。

(4)老年人准备:老年人平卧于床上。

(5)沟通评估:向老年人解释操作目的和配合方法,取得合作,同时评估老年人的身体状况,以确认是否可进行滴眼药水的操作。

(6)携用物至床旁,核对老年人姓名、药瓶上的姓名、药品名称、给药途径、用法、给药时间、药品质量和有效期。

(7)协助老年人取仰卧位或坐位,先用棉签拭净眼部分泌物,嘱老年人头略后仰,眼往上看(图6-2)。

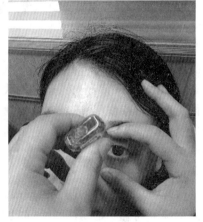

图6-2　滴眼药

(8)养老护理员用棉签或手向下轻轻拉下老年人的眼睑并固定,再距眼2~3cm将眼药水滴入下结膜内1~2滴,轻提上眼睑,使结膜内充盈药液。

(9)嘱老年人轻轻闭上眼,轻轻转动眼球,用消毒棉签为老年人拭去眼部外溢药液,作为医疗垃圾放入污物杯中。

(10)整理用物:操作完成后,护理员协助老年人取舒适卧位,观察询问老年人有无不适,洗净双手,并认真填写记录。

2. 为老年人上眼膏

(1)用物准备:给药单、眼药膏、消毒棉球、棉签、干净纸、污物杯。

(2)护理员准备:着装整齐,七步洗手法洗净双手。

(3)环境准备:温湿度适宜,光线明亮,环境安全,适宜操作。

(4)老年人准备:老年人平卧于床上。

(5)沟通评估:向老年人解释操作目的,并评估老年人身体状况以确认是否可以进行上眼膏操作。

(6)携用物至床旁,检查核对老年人姓名,核对药品名称、给药途径、用法、给药时间、药品质量和有效期。确认是左、右眼还是双眼上眼膏。

(7)协助老年人取仰卧位或坐位,先用棉签拭净眼部分泌物,嘱老年人头略后仰,眼往上看,拔开瓶塞,应将瓶塞倒置或瓶口向上,最好将其置放于一张干净纸上。

(8)养老护理员用左手向下轻轻拉下老年人的眼睑并固定,将眼药膏瓶口垂直向下,并用手轻轻地挤出些许眼药膏,挤出的眼药膏呈一条细直线状。从外眼角方向顺眼裂水平挤在下眼睑结膜与眼球结膜交接处。先使下眼睑恢复原位,再轻提上眼睑,使结膜囊内充盈眼药膏。

(9)嘱老年人闭上眼睛,轻轻转动眼球,用消毒棉签为老年人拭去眼部外溢眼膏,将用过的消毒棉签放入污物杯内。

(10)整理用物:操作完成后,护理员询问、观察老年人有无不适,并协助老年人取舒适卧位,整理用物,洗净双手,并认真填写记录。

3. 为老年人应用滴鼻剂

(1)用物准备:给药单、滴鼻剂、消毒棉球、棉签、污物杯。

(2)护理员准备:着装整齐,七步洗手法洗净双手。

(3)环境准备:温湿度适宜,光线明亮,环境安全,适宜操作。

(4)老年人准备:老年人平卧于床上。

(5)沟通评估:向老年人解释操作目的,并评估老年人身体状况以确认是否可以进行滴鼻操作。

(6)携用物至床旁,检查核对老年人姓名,核对药品名称、给药途径、用法、给药时间、药品质量和有效期。确认是左、右鼻腔还是双鼻腔滴药。

(7)养老护理员协助老年人平卧位,头尽量向后仰。嘱咐老年人先吸气,然后滴入药液2~3滴。注意滴鼻剂瓶口不要碰到鼻黏膜(图6-3)。

(8)滴药完毕,养老护理员以手轻轻地揉按鼻翼两侧,使药液能均匀地渗到鼻黏膜上,并询问、观察老年人有无不适。

(9)整理用物:操作完成后,护理员协助老年人取舒适卧位。整理用物,洗净双手,并认真填写记录。

4. 为老年人应用滴耳剂

(1)物品准备:治疗盘、滴耳药液、棉签、棉球、记录单、

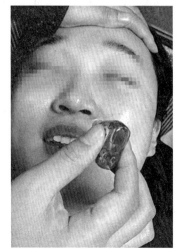

图 6-3　滴鼻

笔、免洗手消毒液。

(2)护理员准备:着装整齐清洁,用七步洗手法洗净双手。

(3)环境准备:房间干净、整洁;空气清新、无异味。

(4)老年人准备:老年人平卧于床上。

(5)评估沟通:核对老年人房间号、床号、姓名,向老年人解释操作的目的和方法,取得老年人配合。评估老年人身体状况,观察外耳道情况,确定患耳。

(6)核对药名、给药途径、给药时间、药品剂量、有效期;确认左、右耳还是双耳道滴药。

(7)清洁耳道:协助老年人取半坐卧位,头偏向一侧,患侧耳在上,健侧耳在下,用棉签将耳道内分泌物反复清洗至干净。

(8)滴入药液:护理员用手将老年人耳廓向后上方轻轻牵拉,使耳道变直,另外一只手持药液瓶,将掌根放置于耳旁,将药液沿耳道后壁滴入耳道内5~10滴(图6-4),协助老年人轻轻按压耳屏,或用消毒棉球塞入外耳道(图6-5),并观察老年人用药后反应。

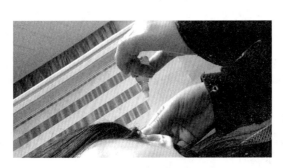

图6-4 滴耳

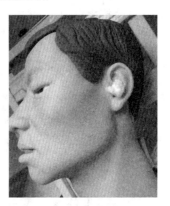

图6-5 塞耳

(9)整理用物:操作完成后,护理员协助老年人采取舒适体位,洗净双手,并认真记录用药时间、用药部位、用药后老年人有无不适。

三、注意事项

1. 为老年人应用滴眼剂

(1)养老护理员使用滴眼剂前应先混匀药液。

(2)滴眼药水动作应轻柔,避免损伤黏膜。

(3)滴眼液的保存应参照相关说明执行,需要时放入冰箱保存。

2. 为老年人上眼膏

(1)白天宜用滴眼剂,临睡前可用眼药膏涂敷,这样不影响生活且药物附着眼壁时间长,可维持有效浓度。

(2)其他注意事项同滴眼剂。

3. 为老年人应用滴鼻剂

(1)如果老年人鼻腔内有干痂,应先用温盐水清洗浸泡,待干痂变软取出后再滴药。

（2）滴药后保持仰卧位 1～2min，以利于药物吸收。

（3）如果药液流入口腔，可叮嘱老年人将其吐出。

4．为老年人应用滴耳剂

（1）老年人耳聋、耳道不通或耳膜穿孔时，不应使用滴耳剂。

（2）滴药后嘱老年人保持原体位 1～2min，以利于药物吸收。

四、本 节 小 结

协助老年人应用眼、耳、鼻等部位外用药是养老护理员照护老年人的基本技能。本节着重描述了协助失能老年人应用眼、耳、鼻外用药的操作要点，期望通过本节内容的学习，养老护理员能够掌握应用眼、耳、鼻外用药的要点，以满足老年人的基本生活需求。

 练一练

单选题

1．协助老年人上眼膏正确的是（　　）

　　A．从外眼角方向顺眼裂水平上药　　　　B．从内眼角方向顺眼裂水平上药

　　C．挤在下眼睑结膜与眼球结膜交界处　　D．挤在上眼睑结膜与眼球结膜交界处

2．为老年人应用滴耳剂错误的是（　　）

　　A．老年人患侧耳在上健侧耳在下　　B．滴药后保持仰卧位 1～2min

　　C．老年人健侧耳在上患侧耳在下　　D．滴药后保持俯卧位 1～2min

（沈爱苹　贾浩洋）

第7章 老年人饮食照料

【纲要概览】 饮食关乎着老年人的生命与健康。本章三节内容中介绍老年人的营养需求、饮食种类、进食原则、注意事项；协助老年人进食，进水观察及记录；鼻饲知识与方法。通过典型案例导入、问题评估、工作思考、引入工作与学习目标，突出饮食照护必备知识和关键技能。这些内容能够在一定程度上提升护理员对老年人饮食照护能力，对提升护理员的整体水平、提升护理品质具有重要的意义。

第一节 饮食照料

【案例导入】 张爷爷，75岁，胃溃疡3年。近1周出现发热、胃痛、食欲缺乏、恶心呕吐等症状，诊断为"慢性胃炎，急性发作"，遂收入消化科住院治疗。护理员小张应如何在护士的指导下帮助订餐和指导家属备餐？

【问题评估】 患者高龄、发热、食欲缺乏，护理员如何保证老年人的营养均衡？

【工作思考】

1. 基本饮食的种类。
2. 老年人治疗饮食的适应证及特点。

【工作与学习目标】

1. 了解老年人饮食的基本营养要求与特点。
2. 熟悉基本饮食的种类、进食原则和注意事项。

一、基础知识

1. 老年人饮食基本要求 老年人饮食整体要求有三点，即三个平衡：质量平衡，数量平衡，饮食结构平衡。

食物和水是维持生命的物质基础，由于老年人的消化和吸收功能减退，从而合理平衡饮食结构、控制饮食总热量尤其重要。

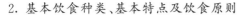

2. 基本饮食种类、基本特点及饮食原则

(1)基本饮食种类

1)普通饮食:每日供应早、午、晚三餐,均衡营养为原则。每日的蔬菜不应少于300g。其中黄绿色蔬菜>50%。食物烹调应科学合理,尽量减少营养素的流失,应清淡、多样化,注意色、香、味。另外,护理员应该对食物含水量有所了解,可以协助护士对患者的出入量进行准确的记录,以掌握患者的疾病状态、治疗效果。常见食物含水量,见表7-1。

表 7-1　常见食物含水量

食物名称	数量	含水量(ml)
米粥	50g	400～440
米饭	50g	120～130
面条(带汤)	50g	200～250
面条(不带汤)	50g	100
牛奶	1袋	200
馄饨	50g	350～400
饺子	50g	60～80
包子	50g	40～50
馒头	50g	20～25
煮鸡蛋	1个	25～30
橘子	100g	87
苹果	100g	85
香蕉	100g	77
梨	100g	89
桃	100g	88
葡萄	100g	88
黄花	100g	96
松花蛋	100g	67

2)软质饮食:软食是一种质软、容易咀嚼、比普通饭易消化的膳食,常作为半流质至普通饭的过渡膳食。每日供应3～5餐。食物加工和烹制要细、软、烂,不选含粗纤维多的蔬菜;清淡、少盐,主食以发酵类面食为主。

3)半流质饮食:一种比较稀软、成半流体状态,易于咀嚼、吞咽和消化,介于软食和流质饮食之间的膳食。每日供给5～6餐,各种食物皆应细、软、碎,易咀嚼,是少粗纤维、无刺激性的半固体食物。

4)流质饮食:为液体状食物或在口腔可融化为液体的食物。能量低,营养素不足,只能短期(1～2d)使用。食物皆需制成液体或进口即能融化成液体。

(2)老年人饮食基本特点:六宜六不宜、老年人饭后六忌。

(3)老年人饮食原则:减少单糖及双糖食物,放宽对主食类食物的限制;限制脂肪摄入量;食用优质蛋白;多食用含矿物质食物。

3. 治疗饮食

(1)老年人治疗饮食的概念及目的:是指根据疾病治疗的需要,在总热能和个别营养素的配比方面加以适当的调整,从而达到辅助治疗目的的一种饮食。

(2)老年人治疗饮食的种类、适应证及原则

1)高热量饮食:适用于甲状腺功能亢进、癌症、严重烧伤或创伤、高热、消瘦或体重不足、营养不良、吸收障碍综合征者。原则为增加主食量。根据病情调整能量供给量。

2)高蛋白饮食:适应于明显消瘦、营养不良、手术前后、烧伤或创伤患者,慢性消耗性疾病老年人。原则为增加蛋白质,可按 1.5～2.0g/kg 供给。

3)低蛋白饮食:适应于急、慢性肾炎,急、慢性肾功能不全,肾功能不全失代偿,尿毒症,肝功能不全或肝昏迷前期老年人。每天蛋白质摄入量通常不超过 40g,尽量选用优质蛋白质食物。

4)少渣饮食:适应于消化系统狭窄并有阻塞危险的患者,各种急、慢性肠炎,痢疾,伤寒,肠肿瘤,肠手术前后,痔瘘患者等。少用含食物纤维的食材,如蔬菜、水果、粗粮、整粒豆、硬果及含结缔组织多的动物跟腱、老的肌肉。选用的食物应细软、渣少,便于咀嚼和吞咽。

5)限脂饮食:适应于急慢性胰腺炎、胆囊炎、胆结石,脂肪消化、吸收不良,肥胖症等。轻度限脂饮食每天脂肪<50g ;中度限脂饮食每天<40g;高度限脂饮食每天<20g。

6)限盐饮食:适应于心功能不全,急、慢性肾炎,肝硬化腹水,高血压,水肿,先兆子痫等。低盐饮食全天供钠 1 500mg 左右,全天用盐<2g;无盐饮食全天供钠 1 000mg 左右,忌用一切咸食;低钠饮食全天供钠不超过 500mg,除无盐饮食的要求外,忌用含钠高的食物。

二、本节小结

食物和水是维持生命的物质基础,由于老年人对食物的消化和吸收功能减退,从而合理平衡饮食结构、控制饮食总热量尤其重要。治疗饮食是在基本饮食的基础上,通过增加或减少某种营养素,促进老年人疾病的康复,延缓疾病的发展,避免和减少了并发症的发生。

第二节　协助老年人进食

【案例导入】　张爷爷,75 岁,支气管哮喘 10 年。近 1 周出现发热、咳嗽、黄痰多等症状,诊断为肺部感染,遂收入呼吸科住院治疗。老年人因身体虚弱、乏力不能下床取饭,自行吃饭都很困难。护理员小张应如何在护士的指导下帮助取饭并协助其进食?

【问题评估】　患者因高龄、发热、身体虚弱导致生活自理能力下降,不能自行进食进水,需要在他人帮助下完成。

【工作思考】　护理员在协助患者进食时,应该怎样做?

【工作与学习目标】

1.熟悉正确评估患者接受进食照护的程度和方式。

2.掌握为生活不能完全自理的患者经口喂食的方法。

一、基 础 知 识

1. 概述　经口摄入不同种类的食物,保证营养均衡,才可以维持机体各器官功能、促进生长发育和组织修复、提高机体免疫力、预防疾病。当患者因疾病、手术、年老体弱等原因导致生活自理能力下降时,会出现不能自行拿取食物,进食过程中打翻食物,甚至不能将食物放入口中等问题,此时需要护理员协助护士完成患者的进食照护。护理员在协助患者进食时,需要对患者进行初步评估,判断患者需要照护的程度,给予适宜的帮助,在患者能力范围内,尽可能鼓励患者自行进食,在进食的过程中提供适宜的帮助,使患者顺利进食,提高自尊与自信,舒适感增加。当患者因身体虚弱、肢体瘫痪或肢体制动无法自行进食时,则需要护理员给予经口喂食,以协助患者经由口获得身体所需的营养物质。

2. 目的　帮助患者顺利完成经口进食的过程,满足人体所需的营养物质,保证身体的健康、预防疾病,减少疾病期间并发症的发生并促进健康。

3. 安全提示

(1)注意食物温度,勿发生食物烫伤患者口腔黏膜。

(2)喂食时观察患者有无呛咳,勿发生误吸。

(3)特殊饮食或治疗性饮食是患者疾病检查及治疗的重要措施,须遵医嘱给予,勿发生错误而耽误患者的检查和治疗。

(4)保证手卫生和食物卫生,防止发生消化道感染甚至食物中毒。

二、操作流程及注意事项

1. 操作步骤

(1)用物准备:食物、水、汤匙、筷子、吸管、毛巾或纸巾、餐桌等。

(2)护理员准备:服装整洁,洗手。

(3)环境准备:用餐环境安静、整洁、舒适、安全,且气氛轻松愉快。进食前要将餐桌上的多余物品收拾妥当,保证安全。如果同一病室的患者在进餐时如厕或使用便器,需暂缓进食,必要时用隔帘遮挡,以免进餐时不良气味影响患者的食欲。

(4)老年人准备:协助洗手;进食前30min内不做剧烈活动;如有义齿,在进餐前需佩戴好;如有餐前或餐中药物,需备好药物;询问患者及同室患者是否需要。

(5)沟通评估:告知老年人操作的目的、意义,获得理解与配合。同时检查老年人皮肤有无破损。

(6)根据需要,协助老年人舒适体位。使用过床桌辅助放置餐盘和食物。

(7)能够自行进食的患者,鼓励其自行进食。一侧肢体功能障碍的患者进食时,指导其健侧手拿汤匙或筷子,协助其患侧手尽可能扶住碗盘,嘱其慢慢进食,锻炼其自理能力。对有视力障碍的患者,要告知食物的名称,将筷子或汤匙按患者喜好习惯放好,协助进食。不能自理的患者,则需护理员协助经口喂食。喂食时,食物尽量送到舌根部,每次食量始终(约1/3汤匙)速度适宜。喂汤、水时从唇边送入,待患者将食物完全吞咽后再喂下一口食物。

(8)进食结束后,协助患者漱口、清洁口腔;有活动义齿者协助将义齿取下、清洁。清理用物和床单位,桌椅摆放整齐。

(9)病情允许的情况下,嘱患者保持坐位或半卧位 30min。能下床活动者,协助床旁稍作饭后散步,帮助消化吸收。

(10)整理用物:清洗碗筷、汤匙,晾干备用。洗净双手,需要记录出入量的患者,需知晓容器的容量,准确记录进食时间、食物内容和含水量。特别需要注意在进餐过程中,异常情况的观察和记录。

2. 注意事项

(1)协助进食时动作轻柔,防止食物翻倒和外溢。

(2)要随时协助患者擦拭口周,维护其自尊。

(3)进食时不催促患者,防止发生噎食。

(4)喂食过程注意观察患者的反应,有呛咳时要暂时停止喂食,防止误吸,特别是为有吞咽障碍的患者喂食时应尤其注意。

(5)对食欲差的患者,要多鼓励,以保证营养的摄入。

(6)进食时间不宜过长,如患者劳累可适当休息后再进食。

(7)如为口腔、咽喉及胃部疾病,勿摄入过热的饮食。

三、本 节 小 结

协助患者进食是护理员照护患者的必备技能之一。本节内容着重描述了协助进食的操作步骤,期望通过本节内容的学习,护理员能够掌握协助进食的方法。在协助患者进食过程中,应认真评估患者的自理能力及心理状态,提供适宜的、恰当的、及时的帮助。通过协助患者进食的过程,了解患者对食物的喜好、有无偏食、是否注意饮食卫生、有无不良的饮食习惯。鼓励患者自行进食,提高自理能力。在协助进食过程中,要善于观察患者的反应。特别是有吞咽障碍的患者,需严格操作流程,喂食过程不说笑、不催促,掌握好进食的速度和每一口食物的量,防止发生误吸。护理员还需掌握食物的分类及食物的含水量,才能正确指导患者按医嘱要求合理选择食物的种类,同时协助患者准确记录出入量。

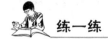 练一练

1. 单选题

(1)经口喂食时,每次喂食的量大约是多少( )

A. 1 汤匙   B. 1/2 汤匙   C. 1/3 汤匙   D. 1/4 汤匙

(2)米粥 1 两含水量约是多少毫升?( )

A. 200   B. 300   C. 400   D. 350

2. 判断题(正确的用√表示,错误的用×表示)

(1)喂食过程中患者出现呛咳时需要暂时停止喂食。( )

(2)防止发生消化道感染甚至食物中毒的有效方法是保证手卫生和食物卫生。( )

3. 思考题

协助患者进食前为什么要询问患者及同室病友是否需要如厕或使用便器?

第三节　鼻　　饲

一、概　　述

1. 定义　鼻饲是指鼻饲导管或硅胶管由鼻孔插入胃内,或经食管、胃、空肠造管口插入消化道内,鼻饲饮食分次灌入或持续滴入的进食方式。

2. 目的　鼻饲的主要目的是为不能经口进食的老年人从胃管注入流质食物,保证老年人摄入足够的营养、水分和药物,以维持生命。

3. 适应证　根据老年人身体状况及老年疾病的特点,可给予以下状况的老年人提供鼻饲照料。

(1)意识障碍、痴呆不能由口进食的老年人。

(2)因脑血管意外导致经口进食有困难的老年人,进食后出现严重呛咳的老年人。

(3)其他原因引起进食困难,导致严重营养不良,水、电解质紊乱,酸碱平衡失调的老年人。

4. 鼻饲饮食的种类、成分及特点　根据老年人的消化能力、身体需要,鼻饲饮食种类可分为混合奶、匀浆混合奶和要素饮食三类。

(1)混合奶:混合奶(图7-1)是用于鼻饲的流质食物,适用于身体虚弱、消化功能差的鼻饲老年人。其主要成分有牛奶、豆浆、鸡蛋、藕粉、米粉、豆粉、浓肉汤、鸡汤、奶粉、麦乳精、新鲜果汁、菜汁(如青菜汁、西红柿汁)等。主要特点是营养丰富,易消化、吸收。

(2)匀浆混合奶:匀浆混合奶(图7-2)适用于消化功能好的鼻饲老年人。匀浆混合奶是将混合食物(类似正常膳食内容)用电动搅拌机进行搅拌打碎成均匀的混合浆液。其主要成分有牛奶、豆浆、豆腐、煮鸡蛋、瘦肉末、熟肝、煮蔬菜、煮水果、烂饭、稠粥、去皮馒头、植物油、白糖和盐等。其主要特点为营养平衡,富含膳食纤维,口感好、易消化、配置方便。

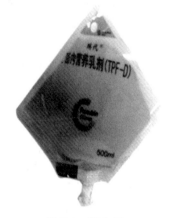

图 7-1　混合奶

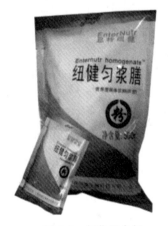

图 7-2　匀浆混合奶

二、鼻饲用物

1. **鼻饲管** 鼻饲管是通过鼻腔插入到胃内,由聚氯乙烯(PVC)材料或医用硅胶制成,由导管和带帽接头组成,成人鼻饲管长度分别为 100cm、120cm,并在鼻饲管上标有刻度。胃管插入的长度一般为鼻尖至耳垂至剑突的距离(前额发际至剑突),为 45~55cm。

2. **灌注器** 50ml 注射器。灌注器是用来将鼻饲饮食推注到鼻饲管内的工具。进行鼻饲时应将灌注器的前端乳头插入鼻饲管的末端,使其连接紧密。

3. **判断鼻饲管在胃内的方法**

(1)用注射器连接鼻饲管末端,进行抽吸,有胃液或胃内容物被抽出。此方法一般为最常用的方法。

(2)用注射器连接鼻饲管末端,从鼻饲管注入 10~20cm 空气,同时在胃区用听诊器听气过水声,然后将打入的空气抽出。

(3)将胃管末端放入盛水杯内,看有无气泡逸出。若鼻饲管在胃内则无气泡逸出。

三、操作流程及注意事项

1. **操作流程** 进行鼻饲前,应进行以下准备工作。

(1)用物准备:灌注器、鼻饲液、纱布、毛巾、水杯盛装 100ml 温水和记录单。

(2)护理员准备:着装整齐,七步洗手法洗净双手。

(3)环境准备:温湿度适宜,光线明亮,环境安全,适宜操作。

(4)老年人准备:老年人平卧于床上。

(5)沟通评估:告知老年人操作的目的、意义,获得理解与配合。同时核对床号、姓名、鼻饲饮食种类及量。

(6)护理员带着准备好的鼻饲饮食用物到老年人房间。对于能够有效沟通的老年人,护理员应询问老年人床号、姓名,并向老年人讲解即将进食鼻饲的饮食种类和量,以取得老年人的配合;对于不能进行有效沟通的老年人,护理员应核对老年人的房间号、床号、床头卡姓名、鼻饲饮食种类和量。

(7)摆放体位:根据老年人身体情况,协助其摆放舒适的体位。对于上半身功能较好的老年人,护理员应协助老年人采用坐位或半坐位;对于平卧的老年人,护理员应将床头摇高或使用软枕垫起,使之与床水平线成 30°角。

(8)在老年人的颌下垫毛巾或治疗巾。

(9)检查鼻饲管:为确保老年人鼻饲饮食安全,每次鼻饲饮食前必须进行以下检查。

1)检查鼻饲管是否完好:护理员首先应检查鼻饲管固定是否完好,插入的长度是否与鼻饲管标记的长度一致,如出现管路滑脱,应立即通知医护人员处理。

2)检查鼻饲管是否在胃内:护理员打开鼻饲管末端盖帽,将灌注器的乳头与鼻饲管末端连接并进行抽吸,有胃液或胃内容物被抽出,表明鼻饲管在胃内(常用方法)。推回胃液或胃内容物,盖好鼻饲管末端盖帽。

3)进行鼻饲:测试鼻饲饮食的温度(38~40℃),护理员应将鼻饲饮食少量滴在自己的手掌腕部,以感觉温热、不烫手为宜。护理员用灌注器从水杯中抽取 20ml 温开水,连接鼻饲管向老年人胃内缓慢灌注,再盖好鼻饲管末端盖帽。以确定鼻饲管通畅,并同时可以使老年人管腔润滑、刺激胃液分泌。护理员抽吸鼻饲饮食(每次 50 毫升/管),在水杯中轻沾灌注器乳头部分,涮下外壁鼻饲饮食残渣,打开鼻饲管盖帽并连接,缓慢推注,速度为 10～13ml/min。灌注后立即盖好鼻饲管盖帽,再次抽吸鼻饲饮食,同法至鼻饲饮食全部推注完毕。每次鼻饲量不应超过 200ml,推注时间以 15～20min 为宜,两次鼻饲之间间隔不少于 2h。

(10)叮嘱并协助老年人进食后保持体位 30min 再卧床休息。这样有利于食物的消化与吸收,以防喂食后食物反流引发的误吸。

(11)整理用物并记录:撤下毛巾,整理床单位,清洗用物和双手,并准确记录鼻饲时间和鼻饲量。重点观察老年人鼻饲后有无腹胀、腹泻等不适症状并记录。

2. 注意事项

(1)对需要吸痰的老年人,应在鼻饲前 30min 给予吸痰;鼻饲前、后 30min 内禁止吸痰,避免引起老年人胃液或食物反流及误吸。

(2)为防止鼻饲管堵塞,鼻饲老年人用药时应遵医嘱使用,如片剂应研碎、溶解后再灌注。

(3)随时观察老年人鼻饲管固定处皮肤的情况,发现异常时应及时通知医护人员处理。

(4)在鼻饲过程中,护理员抽吸胃液时．发现胃液中混有深棕色等异常物质,应立即停止鼻饲,通知医护人员。

(5)插管时动作应轻柔,避免损伤食管黏膜,尤其是通过食管 3 个狭窄部位(环状软骨水平处,平气管分叉处,食管通过膈肌处)。

(6)插入鼻饲管至 10～15cm(咽喉部)时,若为清醒患者,嘱其做吞咽动作;若为昏迷患者,则用左手将其头部托起,使下颌靠近胸骨柄,以利于插管。

(7)插入胃管过程中如果患者出现呛咳、呼吸困难、发绀等,表明鼻饲管误入气管,应立即拔出鼻饲管。

(8)每次鼻饲前应证实鼻饲管在胃内且通畅,并用少量温水冲管后再进行喂食,鼻饲完毕后再次注入少量温开水,防止鼻饲液凝结。

(9)鼻饲液温度应保持在 38～40℃,避免过冷或过热;新鲜果汁与奶液应分别注入,防止产生凝块;药片应研碎溶解后注入。

(10)长期鼻饲者应每天进行 2 次口腔护理,并定期更换胃管,普通胃管每周更换 1 次,硅胶胃管每个月更换 1 次。

(11)食管静脉曲张、食管梗阻的患者禁忌使用鼻饲法。

四、本节小结

鼻饲是饮食困难老年人常见的饮食方法,养老护理员应熟练掌握鼻饲的方法,注意鼻饲时的注意事项,保证老年人的进食安全,这是养老护理员做好本职工作需要掌握的重要技能之一。

(张　茹　李　娜)

第8章　老年人排泄和压疮照料

【纲要概览】　排泄是人体的基本生理需要之一,也是维持生命的必要条件之一。老年人随着年龄的增长,机体调节功能逐渐减弱,自理能力下降,或者因为疾病原因导致老年人排泄功能出现健康问题。护理员应掌握与排泄有关的知识和技术,帮助或指导老年人维持正常的排泄功能,满足其排泄的需要,使之获得最佳的健康和舒适状态。

第一节　异常排泄

【案例导入】　刘女士,62岁,因脑积水行手术治疗。四肢肌力弱,不能自理,已卧床1周。大小便均需在别人的帮助下完成。养老护理员小张在协助患者大便时,发现其大便干燥、排便费力。为改善患者便秘问题,遵医嘱给予服用缓泻药,当服用两次后患者即出现排便次数增多,每日4~5次,且为稀便,偶尔会有大便不自主排出现象。

【问题评估】　患者出现大便干燥,排便费力。在使用缓泻药后又出现排便次数增多,有时大便不受控制地排出,给患者造成难堪,承受很大的心理压力。且不良气味的刺激导致患者舒适度下降。

【工作思考】

1. 当患者长期卧床时,可以采取哪些方法预防便秘的发生?

2. 患者大便失禁时如何照顾?

【工作与学习目标】

1. 熟悉预防便秘的方法,在照护患者时正确实施。

2. 掌握大便失禁的照护方法,在护士指导下,为失禁患者提供适宜的照顾。

一、尿液观察

1. 排尿次数　一般日间排尿3~5次,夜间排尿0~1次。

2. 尿量　正常成人24h尿量1 000~2 000ml,平均1 500ml。尿量的多少与摄入的液体量相关;大量出汗或腹泻也可导致尿量减少。如果24h尿量超过2 500ml为多尿,少于400ml

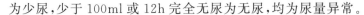

为少尿,少于100ml或12h完全无尿为无尿,均为尿量异常。

3. 颜色　新鲜尿液呈淡黄色、澄清、透明,静置后呈浑浊状。如出现尿液浑浊有絮状物、血尿或尿的颜色呈浓茶色或酱油色均为异常。

4. 尿的气味　正常尿液的气味来自尿中的挥发性酸,也受食物影响,如食用大蒜、大葱后静置会因尿素分解产生氨,故有氨臭味。

二、尿 失 禁

1. 定义　排尿不能随意控制,尿液不自主流出。

2. 尿失禁的照护重点

(1)对症护理

1)减轻患者心理压力。

2)进行排尿训练:掌握老年人排尿时间,于排尿前0.5h,让老年人试行排尿,每次15～20min,以后每隔2～3h重复1次,以促进膀胱控制功能,恢复意识控制排尿。

3)调节饮水量:鼓励老年人白天多饮水,以生成足够尿量,刺激膀胱恢复排尿反射,夜间要限制饮水量。

4)保持局部清洁。

(2)留置导尿:用于长期卧床和完全尿失禁患者。

(3)皮肤护理:保持老年人会阴部清洁干燥;会阴部用温水冲洗;定时按摩受压部位,预防压疮发生。

(4)室内环境:定时打开门窗通风换气以除去不良气味,保持空气清新。

三、尿 潴 留

1. 定义　膀胱内储满尿液而不能自行排出尿液。

2. 尿潴留的照护重点

(1)心理疏导,给予安慰和鼓励。

(2)调整体位和姿势,酌情扶床坐起排尿,并训练床上排尿。

(3)诱导排尿。

1)用水壶滴水制造流水的声音,条件反射诱导患者排尿。

2)取温水(40～45℃)慢慢地、小量地冲洗会阴诱导排尿。

3)轻轻按摩下腹部,力量适中,由轻到重、患者可以接受为原则,促进排尿。

4)取热水袋灌入50℃以下的热水1/2～2/3满,或用50℃以下热毛巾热敷患者的下腹部,反射性刺激膀胱收缩,促进排尿。

(4)留置导尿管的护理:见本章第三节内容。

四、粪便观察

1. 量与次数　一般成人每日排便1～2次,每周排便1～3次均为正常范围。平均排便量

100～300g。成人每日排便超过 3 次或每周少于 3 次且形状改变,应为排便异常,如腹泻、便秘等。

2. 形状 正常粪便柔软成形。如果出现粪便呈糊状或水样,见于消化不良或急性肠炎;粪便干结坚硬,有时呈栗子样,见于便秘。

3. 颜色 正常粪便呈黄褐色,粪便的颜色可因摄入的食物和药物的不同而发生变化。粪便表面有鲜血、暗红色、陶土色、白色"米泔水"样便均为异常。

4. 气味 粪便的气味是由于蛋白质经细菌分解发酵而产生,气味因摄入食物的种类而异。粪便中含有少量黏液,有时可伴有未消化的食物残渣。粪便呈恶臭味、腐败味、腥臭味均为异常。

五、便 秘

1. 定义 便秘是指排便次数减少、粪便量减少、粪便干结、排便费力等。

2. 便秘患者的照护重点

(1)心理护理:了解老年人心态和排便习惯,解释便秘的原因及护理措施,消除思想顾虑。

(2)排便环境要求:创造一个安静隐蔽的环境,有利于患者排便的顺畅。卧床患者因不能到厕所排便而在床上完成,应协助拉好窗帘或屏风遮挡,要求其他家属暂时离开。大便后开窗通风,使房间空气清新,减少患者心理压力。

(3)定时排便训练:协助并鼓励患者每日晨起坐便盆 10～20min。因晨起后易引起胃、结肠反应,此刻训练排便,易建立条件反射,日久可养成定时排便的好习惯。

(4)增加运动,促进肠蠕动:病情允许时适当增加全身运动量,可增加肠蠕动,以利于排便。如保持膝部伸直做收腹抬腿及仰卧起坐动作。指导患者做提肛收腹运动,或顺肠蠕动的方向做腹部按摩,每日数次。

(5)饮食指导:鼓励患者多食用含纤维素高的食物,能吸收水分,在肠内易推进、刺激肠蠕动,激发便意和排便反射,如玉米面、蔬菜、水果等。

(6)液体摄入:水分可刺激胃肠蠕动,并能使大便软化。因长期卧床、活动减少致肠蠕动减慢时,每日至少保证饮水量 2 000ml 以上。每天清晨最好空腹饮一杯水,空腹饮水对排便有刺激作用,反射性地引起排便。

(7)协助排便:如果因大便干燥患者不能自行排便时,嘱患者不要过于用力,避免发生心脑血管意外。可遵医嘱给予开塞露置肛协助排便,必要时用人工方法协助取便。

3. 安全提示

(1)大便干燥的患者,避免用力大便,防止发生晕厥、猝死。

(2)床上使用便器时应掌握正确的使用方法,避免拖、拉、拽,防止擦伤或压伤皮肤。

(3)清洁肛周时,应使用软质卫生纸或毛巾,湿润后擦拭,防止卫生纸过硬、干燥导致大便残留或划伤肛周皮肤。

六、大便失禁

1. 定义 是由于肛门内、外括约肌功能失常导致粪便不能正常储存于肠道,患者不能有意识地排便,排出失去控制,随时有粪便排出。

2. 大便失禁患者的照护重点

(1)心理护理:尊重和理解患者,鼓励患者树立信心。

(2)保持室内空气清新:定期开窗通风换气,除去不良气味,使老年人舒适,大便后开窗通风,使房间空气清新,减少患者心理压力。

(3)掌握患者排便规律,做好排便准备:主动观察了解患者排便时间、频次,提前给患者准备好便器,尽量减少不自主排便情况发生。一般患者会在饭后排便,可在饭后协助患者使用便器。如果患者排便时间无规律可循,则每隔 2~3 个小时,协助患者使用一次便盆。

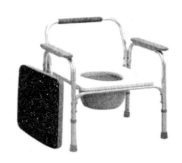

图 8-1   移动坐便椅

(4)排便训练:指导患者在使用便盆时自己解大便,有助于帮助患者恢复括约肌的功能。如病情允许,可扶患者到厕所或使用移动坐便椅(图 8-1),用正常人排便的方式,逐渐训练患者肛门括约肌的功能,但时间不宜加长,每次 10~20min,时间过长会导致痔疮的发生,有条件的可以使用带便器的床(图 8-2)。

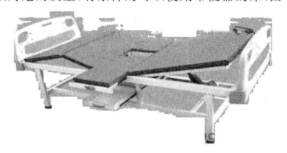

图 8-2   带便器的床

(5)摄食摄水指导:患者往往因大便失禁,主动减少水和食物的摄取,时间长了会导致便秘的发生,因此照护者要主动安慰、帮助患者,协助患者正常饮水吃饭,防止发生便秘。

(6)正确使用便盆(图 8-3):在递送便盆时,注意将扁平端朝向患者头部方向,高窄端向患者脚的方向,防止方向错误导致硌伤患者皮肤。对于卧床者,如果患者可以屈膝、足部用力,可指导其将臀部完全抬高,将便盆平放于臀下;也可以协助患者侧卧,将便盆紧贴于患者臀部,手扶便盆一侧下压便盆,并协助平卧。便盆取出时需将床头摇低,指导患者双腿用力,抬高臀部后将便盆平移取出;或协助患者向对侧翻身后取出来。翻身时注意扶住便盆,防止侧翻,污物溅出。

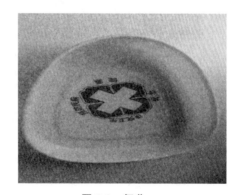

图 8-3   便盆

(7)皮肤护理:及时更换污染的被单和衣裤,保持床铺清洁、干燥、平整;保护肛周皮肤清洁,必要时涂油保护;注意老年人骶尾部皮肤情况,定时翻身按摩,防止压疮的发生。

(8)粪便的观察:养老护理员在协助患者排便时需注意观察,有异常及时报告医生护士。

同时,正确记录大便次数、量、形状、颜色、气味等,并及时送检大便标本。

七、本 节 小 结

解决老年人排泄的生理需要、提高老年人舒适度是养老员的一项重要生活内容。本节着重描述了异常尿液、粪便的观察,大小便失禁和便秘的表现及照护重点,根据老年人的情况提供适宜的帮助,同时保障患者安全。希望通过本节内容的学习,护理员能够具有辨别异常尿液粪便的能力,对大小便失禁和便秘老年人进行正确的照护,同时保护老年人隐私,提高他们的自尊。

 练一练

单选题

1. 便秘是由于( )原因导致的

   A. 老年人吃得过少   B. 老年人吃得过多

   C. 老年人内分泌功能衰退   D. 老年人消化功能衰退

2. 尿液储存器官是( )

   A. 肾   B. 输尿管   C. 膀胱   D. 尿道

3. 老年人使用床上便盆时,护理员不能( )

   A. 用屏风遮挡老年人

   B. 放置便盆时将便盆的扁平端向着老年人的头部

   C. 动作粗暴,厌嫌老年人

   D. 帮老年人盖好被子

第二节　更换尿垫

【案例导入】 王某,女,69 岁,突发脑梗死入院。护士小王在进行入院身体评估时发现其膀胱胀满,经诱导等措施不能自行排尿,故通知医生给其导尿。2d 后拔出尿管,但患者又出现尿液不自主自尿道口流出,经常更换纸尿裤和尿垫,养老护理员小张经常提醒老年人定时排尿,当发现尿湿尿垫时及时给予更换。

【问题评估】 患者生活不能自理,需要在他人的帮助下及时清理尿湿的尿垫,保持会阴部清洁、减少不良气味的刺激,使身体舒适、促进康复。

【工作思考】 养老护理员给患者更换尿湿的尿垫时应注意什么?

【工作与学习目标】 掌握更换尿垫的照护流程。

一、基 础 知 识

1. 概述 老年人随着年龄的增大或患病时,由于尿道括约肌功能减退,特别是拔出尿管后就会发生不同程度的遗尿、漏尿、憋不住尿的现象。当尿湿的纸尿裤、尿垫不能及时更换时,就会导致皮肤长时间受尿液的刺激而发生失禁性皮炎,皮肤抵抗力降低、压疮发生,同时不良气味也刺激患者,使其感觉不适。所以及时帮助不能自理的患者解决排尿问题,保持会阴部清洁,缓解因非正常排尿给患者带来的生理和心理上的压力与不适,是护理员的一项重要工作。

2. 目的　当患者发生排尿问题时,能协助护士给予及时解决,同时做好生活护理,如换纸尿裤、尿垫(图 8-4),会阴部清洁等,减少不良刺激,使者感觉舒适,减少并发症的发生。

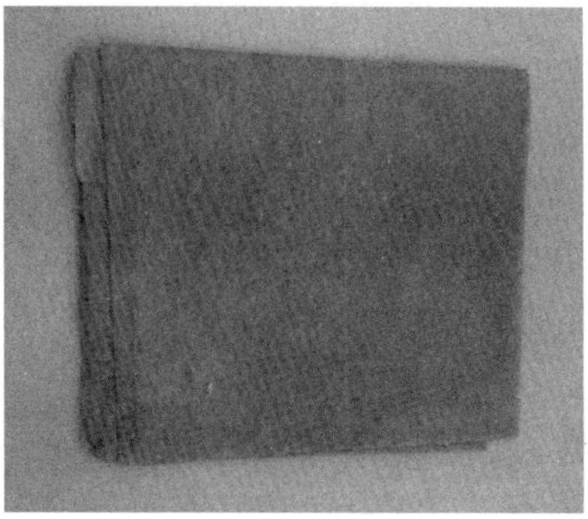

3. 安全提示

(1)主动巡视,了解患者排尿状况,及时提供帮助,减少患者憋尿或者尿床现象发生。

图 8-4　尿垫

(2)及时清理尿渍,防止尿液长时间对皮肤刺激导致患者发生失禁性皮炎、压疮形成。

(3)进行会阴护理时,注意保护患者隐私。

二、操作流程及注意事项

1. 操作流程

(1)环境准备:温湿度适宜,关闭门窗,必要时遮挡屏风。

(2)护理员准备:服装整洁,洗净并温暖双手,必要时戴口罩。

(3)老年人准备:老年人平卧于床上。

(4)物品准备:水盆、毛巾、湿纸巾、污物桶。

(5)评估沟通:问二便情况,提醒老年人定时排便。协助患者取舒适卧位,妥善处理各种管道。向老年人解释需要更换一次性尿垫,取得老年人的配合。

(6)更换尿垫

1)护理员将水盆、毛巾放在床椅上。

2)掀开老年人盖被,协助老年人呈侧卧位,将下身污染的尿垫向侧卧方向折叠。

3)取温湿毛巾擦拭会阴部,观察会阴及臀部皮肤情况。

4)将清洁的一次性尿垫一半平铺,一般卷折,翻转老年人呈平卧位。

5)撤下污染的尿垫放入专用污染桶,整理拉平清洁尿垫,盖好盖被。

(7)整理用物:整理老年人床单位,开窗通风,清洗毛巾,刷洗水盆。

2. 注意事项

(1)定时查看尿垫浸湿情况,根据尿垫吸收锁水的能力进行更换,防止发生尿布疹及压疮。

(2)更换一次性尿垫时,动作轻稳,避免老年人受凉。

(3)为老年人更换一次性尿垫时,应使用温热毛巾擦拭或清洗会阴部,减轻异味,保持局部清洁干燥。

(4)当老年人患有传染性疾病时,纸尿裤应放入医用黄色垃圾袋,作为医用垃圾集中回收处理。

三、本节小结

更换尿垫是养老护理员必须要掌握的一项操作。本节着重描述了协助老年人更换尿垫的操作流程及注意事项。期望通过本节内容的学习,养老护理员能够知晓老年人发生不同程度的遗尿、漏尿、憋不住尿的现象时,对老年人身体和心理的影响,在照顾患者时要充分理解患者、尊重患者,及时帮助患者解决更换尿垫的各种问题。

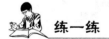 **练一练**

单选题

1. 更换尿垫的操作流程第一步是(　　　)
   A. 准备工作　　　　　B. 评估沟通　　　　　C. 更换尿垫　　　　　D. 整理用物
2. 以下关于更换尿垫时的注意事项,不正确的是(　　　)
   A. 动作轻稳　　　　　　　　B. 可不用注意老年人有无传染病
   C. 避免老年人受凉　　　　　D. 使用温热毛巾清洗会阴部

第三节　更换引流袋

【案例导入】 张女士,60岁,发生车祸,身体多处骨折,插尿管20多天后拔出尿管,但护士小王在为患者进行身体评估时发现其膀胱胀满,经诱导等措施不能自行排尿,故通知医生给其导尿。

【问题评估】 患者因身体多处骨折生活不能自理,同时需要留置导尿管,因此,患者需要在他人的帮助下进行引流管的护理工作。

【工作思考】 养老护理员给患者更换引流袋时应注意什么?

【工作与学习目标】 掌握留置导尿老年人的照护重点。

一、基础知识

1. **概述** 老年人因尿失禁、尿潴留、疾病状态或手术等原因需留置导尿管,养老护理员需了解留置导尿患者的照护重点,协助护士做好尿管的保护和尿量的观察与计量。

2. **目的**

(1)用于抢救危重、休克患者时能准确记录尿量、测量尿比重,以观察病情变化。

(2)某些患者手术后留置导尿管,便于引流及冲洗;减轻手术切口张力,促进愈合。

(3)对于截瘫、昏迷、会阴部有伤口的患者,留置导尿管可引流尿液,以保持会阴部清洁、干燥,预防压疮,对尿失禁患者还可进行膀胱功能的训练。

二、操作流程及注意事项

1. 为留置导尿的老年人更换引流袋(尿袋)操作流程

(1)环境准备:环境干净整洁,宽敞明亮,无异味。

(2)护理员准备:着装整洁,用七步洗手法洗净并温暖双手,戴好口罩。

(3)老年人准备:老年人平卧于床上。

(4)物品准备:一次性引流袋(图 8-5)、止血钳、无菌纱布、棉签、消毒液等是否在有效期内。

(5)评估沟通:护理员向老年人解释目的,并取得合作,评估留置导尿管有无滑脱,是否通畅,评估老年人肢体活动度。

(6)更换尿袋

1)更换尿袋前应先检查尿袋有效期是否到期,有无破损。所使用的消毒液和棉签是否在有效期。

2)护理员应仔细观察尿液颜色、性状、尿量。特别提示:观察尿量时护理员视线应与刻度保持水平。

3)打开尿袋放尿端口,排空尿袋内余尿,关闭放尿端口。

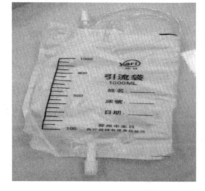

图 8-5　留置导尿袋

4)夹闭尿袋引流管上的开关。去掉备好尿袋外包装,内面朝上平铺在留置尿管和尿袋连接处下面。

5)戴手套,用止血钳夹住留置尿管开口上端 3～5cm 处,分离留置尿管与尿袋。

6)取下尿袋,将连接尿管口端置于尿袋上,卷起放置一旁。

7)用碘伏消毒尿管端口及外周。

8)检查并旋紧待更换尿袋的放尿端口。

9)取下新尿袋引流管端口盖帽,将引流管端口插入导尿管内。特别提示:护理员将引流管端口插入导尿管内时手不可触及两端口及周围。

10)松开止血钳,观察尿液引流情况。引流通畅,夹闭尿袋引流管上的开关,每 2h 放尿 1 次。将尿袋固定在床旁。

(7)整理用物:棉签、手套、更换下来的尿袋及可能被尿液污染的用物放于黄色垃圾袋中,按医用垃圾处理,脱去手套。

2. 注意事项

(1)尿袋应定期更换,更换周期可参照不同种类尿袋的使用说明书。

(2)更换尿袋时应注意观察尿液的性状、颜色和尿量。

(3)保持导尿管通畅,避免受压、扭曲、返折、阻塞导致引流不畅。

(4)妥善固定尿袋,随时观察尿管有无脱出、漏尿等情况。一旦发现问题应及时请示医护人员。

(5)更换尿袋时应避免污染,引流管末端高度要始终低于老年人会阴高度,避免尿液逆流造成污染。

(6)注意观察留置尿管接触部位的皮肤,如发现局部有红肿、破溃等情况,应及时请示医务人员。

（7）集尿袋每日更换一次，集尿袋中的尿液及时排掉，避免满袋后反流。

三、留置导尿老年人的照护重点

1. 妥善固定尿管　用胶布将尿管固定在老年人大腿内侧，尿管无牵拉，尿袋悬挂于床旁。翻身和下床时先将尿管放在合适位置后再改变体位，防止尿管牵拉脱出。

2. 保持尿管通畅　经常查看尿液流出状态，尿管有无打折受压。

3. 预防感染　鼓励老年人多饮水；注意提尿袋时不宜超过耻骨联合，防止尿液倒流；协助老年人每日清洁会阴部，女性老年人每天冲洗2次，大便后及时清洗肛门周围，防止发生逆行感染；定时或尿液过多时及时倾倒并记录尿量。

4. 观察尿液的颜色和量　正常情况下尿的颜色为淡黄色或深褐色，澄清、透明；尿量在1 000～2 000ml/d。如有异常及时报告护士。

5. 功能训练　长期留置尿管的患者根据医嘱定时规律地夹闭、开放尿管，一般每2～4h放尿1次，以维持膀胱收缩、充盈功能。当夹闭尿管前开放5min，老年人卧于床上，指导其全身放松，听着流水声，试图自己排尿，然后由养老护理员缓缓放尿。

四、常规尿标本采集

方法：取早晨起床后第一次小便，协助患者留取中段尿（先尿出的一段弃之），约10ml留取在尿标本瓶内，盖好瓶盖，专人送检。

五、本 节 小 结

更换引流袋是养老护理员在工作中经常用到的一项操作内容。本节着重描述了更换引流袋的照护方法、操作流程及注意事项。期望通过本节内容的学习，养老护理员能够正确地为留置尿管的老年人进行照护，同时协助老年人完成更换引流袋的工作，在照顾老年人时要充分理解老年人、尊重老年人，及时帮助他们解决问题。

 练一练

单选题

1. 常规尿标本采集时间一般在（　　　　）
    A. 早晨　　　　　B. 中午　　　　　C. 晚上　　　　　D. 下午
2. 以下关于更换引流袋的注意事项，不正确的是（　　　　）
    A. 尿袋应定期更换　　　　　B. 保持导尿管通畅
    C. 妥善固定尿袋　　　　　D. 集尿袋每周更换1次

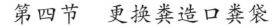

第四节　更换粪造口粪袋

【案例导入】　张爷爷,80 岁,做过直肠癌手术。现在生活不能自理,已卧床 1 周。肠造口需在别人的帮助下进行每日护理。养老护理员小张在协助患者更换粪袋时,发现其周围皮肤出现发红现象。

【问题评估】　患者因生活不能自理,肠造口需要在养老护理员的协助下进行护理,造口周围皮肤出现发红现象。

【工作思考】　对于肠造口患者,如何进行正确的造口护理?

【工作与学习目标】　掌握更换粪袋的正确操作流程。

一、基础知识

1. 概述　所谓结肠造口是指外科医生为了治疗肠道疾病(如直肠癌)在腹壁上所做的人为开口,并将结肠拉出开口外,翻转缝于腹壁,从而形成肠造口。其作用就是代替原来的会阴部肛门行使排便功能,实际上就是粪便出口的改道,对整体的消化功能影响不大。

2. 造口的种类

(1)根据造口的功能分类

1)输入式造口:用于胃及空肠造口,用于因食管梗阻或其他原因不能通过口腔摄入营养物的患者。这种造口通常为临时性。

2)排放式造口:肠造口、尿路造口等,用于排泄粪便或尿液。

(2)按造口的用途分类

1)暂时性造口:用于暂时通过造口将肠内容物排出体外,通过肠内容物的暂时性转流以使“下游”或远端的肠管得以休息和愈合。可保护肠吻合术后的远端肠管免受机械性损伤,而达到促进其延续性恢复的目的。

2)永久性造口:用于直肠及全段或部分结肠切除术,这时肠道的延续性不能恢复,造口用于替代肠道做内容物的输出。

二、操作流程及注意事项

1. 为有肠造口的老年人更换粪袋操作流程

(1)环境准备:温度适宜,为 18～22℃,空间相对独立,注意遮挡老年人,光线充足。

(2)护理员准备:护理员衣着整齐,洗净双手,戴好口罩、手套。

(3)老年人准备:取半坐位或坐位。

(4)物品准备:清洁粪袋 1 个、护理垫 1 个、温水、清洗盆、毛巾、卫生纸、便盆、污物桶和垃圾袋。

(5)评估沟通:向老年人说明操作的目的,以取得老年人的配合。评估老年人身心情况及自理合作程度。评估袋内容物是否超过 1/3。

(6)检查:所有用物布局合理,检查粪袋是否在有效期内,有无破损。

（7）更换粪袋

1）护理员协助老年人暴露造口的部位，将护垫铺于造口同侧，将垃圾袋固定于换药车的侧面边缘。

2）除去造口袋：将底板连同造口袋除去，撕离时要用另一只手按着皮肤。一件式（图8-6）：一手固定皮肤，一手由上而下除去造口袋。两件式（图8-7）：先将造口袋与底板分离，用卫生纸擦除造口周围粪便，一手固定皮肤，一手由上而下撕除底板，动作轻柔。

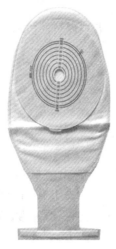

图8-6　一件式造口袋

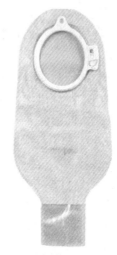

图8-7　两件式造口袋

3）清洗造口及造口周围皮肤：用生理盐水棉球由外向内，清洗造口及周围皮肤，观察造口周围皮肤有无湿疹，破溃，用纱布或软纸擦干造口周围皮肤。

4）裁剪：测量造口大小，用剪刀沿记号剪合适的造口底板。

5）粘贴：将底板保护纸撕下，内圆对准造口，由上而下粘贴，轻压内侧周围，再由内向外侧加压。使造口底板能紧贴皮肤上。如有造口周围皮肤凹陷，应涂防漏膏。

6）老年人取舒适体位，整理床单元，开窗通风。将粪袋、纱布或软纸扔到污物桶内。

2. 注意事项

（1）操作过程中应有爱护观念，动作轻柔、熟练。注意老年人保暖，保护隐私。

（2）发现造口及周围皮肤异常时应及时处理。

（3）如更换造口袋应在早晨未饮水时。

（4）选择合适的造口袋，手术后选择透明造口袋，便于观察。

（5）每次更换底板时，要测量造口大小，避免造口裁剪过大或过小。过大则皮肤与排泄物接触引起粪溢性皮炎；过小则会压迫造口，不断刺激肠壁，易引起肉芽增生。

三、人工取便方法与大便标本留取方法

1. 人工取便方法（图8-8）　适用于干硬的粪块已进入直肠末端，患者无力排出时。

（1）告知患者人工协助排便的方法和目的，使其配合。

（2）关闭门窗，注意保暖，屏风遮挡，保护隐私。

（3）协助患者取侧位、蹲位或跪俯卧位，暴露臀部，臀下垫尿垫。

（4）照顾者戴手套，并在手套外层涂液状石蜡，用右手示指缓缓插入肛门，当触及大便硬结时，小心将大便挖出。整个过程动作一定要和缓，避免损伤肛周及直肠黏膜。

（5）粪石取出后可能还会有软便排出，因此要备好便盆，方便使用。

（6）及时清理粪便，协助做好肛周护理，提高患者舒适度。

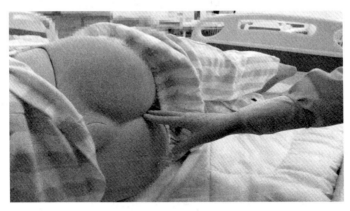

图 8-8　人工取便法

2. 大便标本留取方法　排便异常时需留取少量粪便送检，协助诊断之用。

（1）用物准备：写好床号和姓名的集便器一套。

（2）工作人员戴手套、口罩。

（3）取新鲜粪便装入集便器内，标本量为蚕豆大小，将盒盖严。

（4）标本留好后，由护士在集便器外规范贴好代表患者信息的条形码，通知外勤送检。

（5）注意事项：

1）常规标本取异常部分，如有脓、血、黏液部分。

2）潜血标本取异常部分，特别是有血液部分。

3）特殊标本需遵医嘱执行。

四、本 节 小 结

肠造口老年人的照护是养老护理员照护患者的必备知识之一。本节内容着重描述了为有肠造口的老年人更换粪袋的操作流程及注意事项、大便标本留取方法。希望通过本节内容的学习，养老护理员能够掌握肠造口老年人照护的重点内容及大便标本留取方法等，并能正确实施为有肠造口的老年人更换粪袋操作流程，提高患者的舒适度。

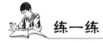 **练一练**

单选题

1. 更换造口袋应该在（　　　）

　　A. 睡前　　　　　B. 饭后　　　　　C. 早晨未饮水时　　　　　D. 饮水后

2. 以下关于更换造口袋时的注意事项,不正确的是( )
  A. 注意老年人保暖   B. 过小会压迫造口
  C. 过大可能会引起粪溢性皮炎   D. 过大和过小无任何影响

第五节 压疮的预防与照护

【案例导入】 林某,男,68 岁,半个月前因脑血管疾病导致左侧瘫痪。神志清楚,体质瘦弱,大小便失禁。近日发现其骶尾部皮肤呈紫红色,皮下可触及硬结。有水疱且水疱表皮剥脱,创面红润,无脓液。林某的压疮处于几级?养老护理员应如何护理呢?

【问题评估】

1. 患者偏瘫卧床,生活不能自理。

2. 患者骶尾部发生压疮。

【工作思考】

1. 养老护理员如何协助偏瘫卧床患者预防压疮的发生?

2. 发生压疮之后养老护理员应如何护理患者?

【工作与学习目标】

1. 掌握压疮的分级及预防。

2. 能为发生压疮的患者进行压疮护理。

一、基础知识

1. **定义** 压疮是指身体局部组织长期受压,血液循环障碍,组织营养缺乏,致使皮肤失去正常功能,而引起的组织破损和坏死。

2. **原因**

(1)力学因素:当一个人长时间坐卧在床上时,对人体产生的压力经皮肤由浅入深扩散,在深层聚集于骨的隆起部位。肌肉及脂肪组织比皮肤对压力更敏感,会最早出现变性坏死。形成压疮的主要力学因素是压力、摩擦力和剪切力(图 8-9)。

(2)潮湿:由于患者大小便失禁、伤口分泌物多、出汗增多等因素,使皮肤经常受到潮湿及排泄物刺激,皮肤浸渍、松软,局部皮肤组织极易破损。

(3)营养状况:营养不良是导致压疮发生的内因,也是直接影响其愈合的因素。长期全身营养障碍,营养摄入不足,皮下脂肪变薄,肌肉萎缩,皮肤与骨骼间充填组织减少,一旦受压,受压处缺乏肌肉和脂肪组织的保护,容易引起血液循环障碍,发生压疮。过度肥胖者由于卧床时体重对皮肤产生的压力大,亦是发生压疮的危险因素。贫血患者由于携氧能力的下降,也是压疮的危险因素之一。

(4)年龄:老年人皮肤干燥,缺乏弹性,皮下脂肪变薄,皮肤易损性增加。

3. **压疮的易患部位** 压疮易患于受压和缺乏脂肪组织保护、无肌肉包裹或肌层较薄的骨骼隆起处,由于卧位的不同,受压点各异,易患部位易不同(图 8-10)。

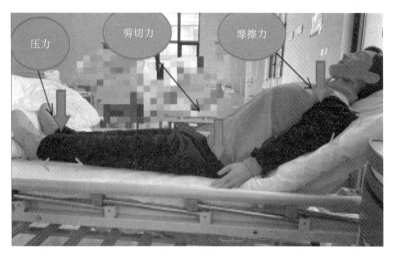

图 8-9　力学因素

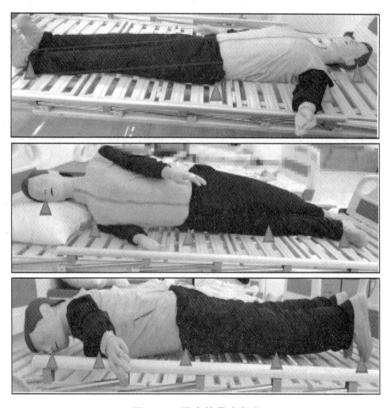

图 8-10　压疮的易患部位

(1)仰卧位:好发于枕骨粗隆、肩胛部、骶尾部、足跟。

(2)俯卧位:好发于面颊部、肩部、乳房、髂前上棘、膝部、脚趾。

(3)侧卧位:耳廓部、肩峰、肘部、髋部、膝关节内外侧、内外踝。

(4)坐位:好发于坐骨结节。

4．压疮发生的高危人群

(1)老年患者。

(2)肥胖患者：过重的机体加大了承重部位的压力。

(3)身体衰弱及营养不佳患者：活动量减少，受压处缺乏肌肉、脂肪组织的保护。

(4)昏迷、瘫痪患者，使用镇静药者：自主活动能力丧失。

(5)水肿患者：由于水肿而使皮肤抵抗力下降，并增加对承重部位的压力。

(6)疼痛患者：为避免疼痛而处于强迫体位，使机体翻身活动减少。

(7)因医疗护理措施限制活动者：如行石膏固定、牵引等。

(8)大小便失禁及发热患者：皮肤经常受到尿、粪、汗液的潮湿刺激。

二、压疮的分级、预防

1．压疮的分期及临床表现　根据1998年美国国家压疮协会的压疮评估准则，分为四期。

(1)Ⅰ期为淤血红润期：为压疮的初期，皮肤出现红、肿、热、麻木或有触痛。压力持续30min后，皮肤颜色不能恢复正常。如压力持续存在，局部淤血，皮肤呈现青紫，组织呈轻度硬结(图8-11)。

(2)Ⅱ期为炎性浸润期：此期损伤延伸到真皮层及皮下组织，呈紫红色，皮下产生硬结，皮肤水肿而变薄，表皮有水疱形成(图8-12)。

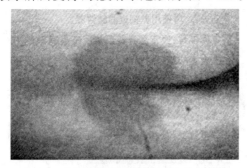

图8-11　淤血红润期

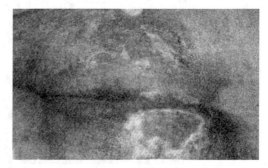

图8-12　炎性浸润期

(3)Ⅲ期为浅度溃疡期：此期全层皮肤破坏，可深及皮下组织和深层组织。表皮水疱逐渐扩大，水疱破溃后，可显露潮湿红润的疮面，有黄色渗出液流出，患者疼痛加剧(图8-13)。

(4)Ⅳ期为坏死溃疡期：此期是压疮的严重期。坏死组织侵入全层皮肤和肌肉，可深达骨面，坏死组织发黑，脓性分泌物增多，有臭味(图8-14)。

2．压疮的预防　当发生压疮后，要恢复正常是极其困难的。应通过应用各种压疮危险因素评估表，及时、系统地评估患者的各种危险因素，对高危患者进行重点护理和治疗干预，可使有限的医疗护理资源得到合理的分配，才能从总体上降低患者压疮的发生率。

(1)避免局部组织的长期受压：经常翻身是卧床患者最简单而有效的接触压力的方法。对不能自主活动的患者，应至少每2h翻身1次，必要时每30min到1h 1次。

(2)避免摩擦力和剪切力：协助患者翻身，更换床单、衣服，以及搬动患者时，要注意抬起患者的身体，尤其是臀部要抬高，避免拖、拉、拽等形成摩擦力而损伤皮肤。

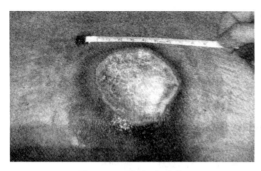

图 8-13　浅度溃疡期

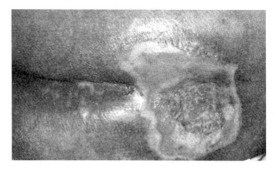

图 8-14　坏死溃疡期

（3）保护组织免受外界的损伤：保持皮肤清洁干燥，是增强皮肤的抗摩擦力，预防压疮的重要措施。局部皮肤可涂凡士林软膏以保护、润滑皮肤，但严禁在破溃的皮肤上涂抹。

（4）增进营养，整体支持：给予高蛋白、高热量、高维生素和富含钙、锌等的饮食。

三、操作流程及注意事项

1. 为Ⅰ期压疮老年人提供照护操作流程

（1）环境准备：环境整洁，温湿度适宜，关闭门窗，必要时遮挡屏风。

（2）护理员准备：着装整齐清洁，用七步洗手法洗净双手。

（3）老年人准备：老年人平卧于床上，盖好被，拉好床挡。

（4）物品准备：治疗盘、脸盆、小水壶、冷热水、水温计、小毛巾、软枕或体位垫3～5个、翻身记录单、笔、洗手液，必要时备屏风、干净被、衣裤、凡士林（润肤露）。

（5）评估沟通：携用物，核对老年人房间号、床号、床尾卡的姓名，向老年人解释操作的目的、方法，交代操作过程中的注意事项，语言亲切，态度和蔼，取得配合。评估老年人营养状态，全身及受压部位皮肤情况，肢体活动度。

（6）协助老年人暴露擦洗部位：将脸盆置于床尾椅上，物品摆放合理，放下床挡，护理员站在老年人的右侧，打开盖被，S形折叠对侧，协助老年人，先将身体移向远侧，将老年人近侧手臂放于枕边，远侧手臂放于胸前，双腿屈曲，嘱老年人抬臀，协助老年人将裤子脱至臀下。护理员一手放在老年人颈肩部，另一手放在髋部，协助老年人向右侧翻身至床中线位置，协助老年人调整舒适体位，胸前垫软枕，左侧手臂搭于软枕上，左腿膝关节内侧垫软枕，踝关节内侧垫软枕。盖好被子，掀开被子一角，检查皮肤。

（7）擦洗过程：调配温水。在水盆放于床尾椅上，先加冷水，再加热水（用水温计测试水温为50℃左右）。将小毛巾在温水中浸湿、拧干，包在右手成手套状。护理员一手扶住老年人近侧肩部；另一手螺旋式擦拭老年人左髋部及背、臀部，用干毛巾擦干左髋部及背、臀部，将凡士林润肤露涂抹在老年人左髋部。

（8）操作后处置：协助老年人穿好衣裤，保持体位稳定舒适，整理床单位，支起床挡，整理用物，开窗通风，护理员用七步洗手法洗净双手，填写翻身记录卡，记录翻身时间、体位和局部皮肤情况。

2. 注意事项

（1）鼓励老年人尽量做力所能及的活动，如关节自主运动，预防压疮。

（2）防止局部长期受压，对有头发遮挡的枕骨隆突、耳郭背面，吸氧面罩、胃管部分压迫的不易观察到的部位的皮肤要特别注意。

四、相关知识链接

病情危重者不宜翻身时，为了预防压疮，可应用特殊床垫或器具，可有效防止压疮的发生。常用的预防压疮的器具有海绵垫褥、气垫床褥（图 8-15）。也可采用"架格法"（图 8-16），即在身体骨突出上下部位分别垫以棉被或软枕，使受压部位悬于空隙内。

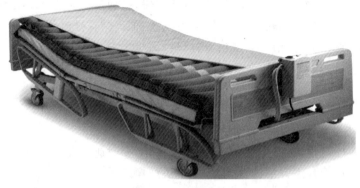

图 8-15　气垫床褥

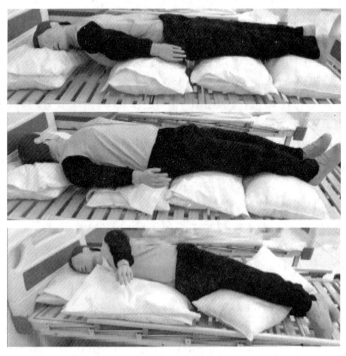

图 8-16　架格法

五、本节小结

　　压疮的预防及护理是养老护理员照顾卧床患者的基本技能。本节着重描述了压疮发生的原因,危险因素的评估及压疮的预防、分级,希望通过本节内容的学习,养老护理员能够掌握压疮护理的要点,以满足患者的生活需求。

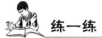 练一练

单选题

1. 患者皮肤出现红、肿、热、麻木,判断压疮处于(　　　)

　　A. Ⅰ期　　　　　　B. Ⅱ期　　　　　　C. Ⅲ期　　　　　　D. Ⅳ期

2. 压疮的Ⅰ期称为(　　　)

　　A. 坏死溃疡期　　　B. 炎性浸润期　　　C. 浅度溃疡期　　　D. 淤血红润期

（杨可娜　欧阳青）

第9章 老年人睡眠照料

【纲要概览】 休息是人类生存和发展的基本需要之一,适当的休息对健康人来说,可以消除疲劳、促进身心健康;对老年人来说,是减轻病痛、促进康复的基本条件。养老护理员应掌握协助老年人休息的意义及方法,并在实际工作中根据患者的具体情况,发现并解决老年人休息方面存在的问题,满足患者的需要,促进疾病的康复。

第一节 老年人的睡眠特点

一、基 础 知 识

1. **睡眠与健康的关系** 睡眠是休息的一种重要形式,任何人都需要睡眠,通过睡眠可以使人的精力和体力得到恢复,可以保持良好的觉醒状态,这样人才能精力充沛地从事劳动。睡眠对于维持人类的健康,尤其是促进疾病的康复,具有重要的意义。

2. **影响老年人睡眠质量的因素**

(1)病理因素:因躯体疾病造成的不适、疼痛、心悸、呼吸困难、瘙痒、恶心、发热、尿频等症状均会影响正常的睡眠。

(2)环境因素:大多数人在陌生环境下难以入睡。

(3)情绪环境:任何强烈的情绪变化及不良的心理反应,如焦虑、紧张、愤怒等均可能影响正常睡眠。

除此之外,还有药物、食物、个人习惯、生活方式等都可能会影响睡眠的质量。

3. **睡眠需要** 对睡眠的需要因人而异,50岁以上的人每天平均7h。

4. **老年人睡眠的特点** 老年人睡眠表现为入睡潜伏期延长,睡眠中觉醒次数和时间均增加,深睡眠明显减少,熟睡眠很差。老年人的睡眠模式发生了改变,出现睡眠时相提前,表现为早睡、早起;也可出现多相性睡眠模式,表现为夜间睡眠减少、白天瞌睡增多。由于老年人身体功能衰退,疲劳后入睡较慢,故应增多睡眠。

二、睡眠的一般护理

1. 满足老年人身体舒适的需要　人只有在舒适和放松的前提下才能保持正常的睡眠，因此，养老护理员应积极采取措施从根本上消除影响老年人身体舒适和睡眠的因素。在睡前帮助老年人完成个人卫生护理、避免衣服对老年人身体的刺激和束缚、避免床褥对老年人舒适的影响、选择合适的卧位、放松关节和肌肉、保证呼吸的通畅、控制疼痛及减轻各种躯体症状等。

2. 减轻老年人的心理压力　轻松愉快的心情有助于睡眠，相反，焦虑、不安、恐惧、忧愁等情绪会影响睡眠，养老护理员要善于观察并掌握观察的方法和技巧，及时发现和了解患者的心理变化，与老年人共同讨论影响睡眠的原因，解决老年人的睡眠问题。当老年人感到焦虑、不安或失望时，不要强迫其入睡，这样会加重原有的失眠。如果老年人入睡困难，养老护理员应尽量转移老年人对失眠问题的注意力，指导老年人做一些放松活动来促进睡眠。针对老年人的心理特点给予个性化的护理措施。

3. 创建良好的睡眠环境（图 9-1）　老年人的睡眠环境应以整洁、舒适、安静、安全为原则。睡前根据老年人的睡眠习惯，调节好室内的温度、湿度、光线，减少外界环境对老年人视、听、嗅、触等感觉器官的不良刺激，要求室内光线幽暗、空气流通、温湿度适宜、被褥舒适、床铺宽畅、弹性适中等，并注意尽量避免变换老年人睡眠环境。一般室温冬季在 18～22℃，夏季为 25℃，湿度在 50%～60% 为宜。对于住院的老年人，养老护理人员应尽快帮助老年人适应新的环境变化，要详细介绍病房环境和同病室的患者，尽量将治疗集中在白天进行，人员要做到"说话轻、走路轻、操作轻、关门轻"。此外，医院的寝具样式、面料直接关系到睡眠质量。要求被褥、枕头及有关物品舒适卫生、美观大方，易于消毒。必要时老年人可以使用自己的被褥。

4. 建立良好的睡眠习惯　加强睡眠与觉醒的正常节律，规律的生活作息时间，如固定的日间活动及就寝时间，是良好睡眠的必要条件。养成良好的睡眠习惯，不仅对睡眠有帮助，亦是最好的养生之道。

(1)尽可能满足老年人的睡眠习惯，由于老年人的生活环境、文化背景不同，长期形成的睡眠习惯也各异。就寝前，有些老年人喜欢吃点心或热饮料；有些喜欢看电视、听收音机或阅读书报；有些则喜欢温水沐浴等。只要身体状况或病情许可，应尽量尊重老年人的睡眠习惯和睡眠体位。此外，乳酪、牛奶和金枪鱼等，因含有丰富的色氨酸，能够抑制脑的兴奋和思维活动，促使机体进入睡眠状态，是良好的增进睡眠的食物。

(2)睡前要避免进食过饱或饥饿，避免饮浓茶、咖啡，避免服用氨茶碱、麻黄素等兴奋中枢神经的药物，避免剧烈活动。

(3)自我肌肉放松练习，其特点是以呼吸、姿势、集中注意力凝思冥想为辅助动作，结合有意识的按顺序放松肌肉，达到松弛目的。

5. 做好晚间护理　为促进老年人舒适入睡，就寝前应做好晚间护理。包括协助老年人洗漱、排便、更衣、整理床单位等，帮助老年人采取舒适的卧位，注意检查身体各部位引流管、伤口、牵引、辅料等引起老年人不舒适的情况，并及时给予处理。

6. 健康教育　鼓励老年人建立有规律的日常生活习惯，养成良好的睡眠习惯，为了保证夜间睡眠的质量，应建议老年人白天不要过多睡眠。劝告督促老年人每日清晨无论睡眠状况如何,也要按规定的时间起床,从而强化一日的生理节律。告诉老年人哪些食物能促进睡眠,哪些食物会干扰睡眠。讲解使用镇静催眠药的基本知识,说明这些药物只在短期内使用有效,但同时会干扰睡眠质量,且长期服用会失去疗效。因此,尽可能不用,避免药物耐受。

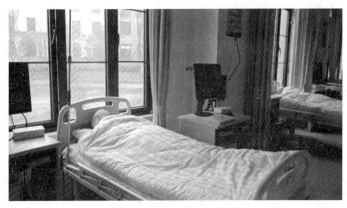

图9-1　良好的睡眠环境

三、相关知识链接

服用镇静催眠药老年人的护理

(1)严格控制用药剂量,老年人因失眠而服用镇静催眠类药物或抗精神病类药物时,须注意老年人药物代谢动力学改变的特点,应慎重给药,用药剂量要小(相当于一般成人量的1/3～1/2),用药天数不宜太长(每个月不超过20d,连续服药最好不超过3个月)。即使服用常规剂量也有可能损害其活动能力,出现精力不足及各种副作用,故应尽量减掉长期服用安眠药等不良习惯。

(2)严密观察药物的不良反应,注意用药安全,避免老年人对药物产生依赖性。如老年人肝功能、肾功能低下,用药后极易产生不良反应,故应定期监测肝、肾功能。服用镇静催眠药的老年人易发生幻想症,或步态不稳,在夜间行走时易跌倒致股骨颈骨折等意外情况,故夜间或晨起时有步行障碍或下肢无力的老年人,去卫生间或做其他日常生活活动时,须特别注意安全,家属或养老护理人员应给予必要的协助。

(3)注意观察老年人对镇静催眠药的依赖作用,及时纠正老年人滥用药物的现象。

四、本节小结

协助老年人睡眠,提高老年人舒适度是护理养老员的一项重要工作内容。本节着重描述了影响老年人睡眠的因素,养老护理员可根据老年人的情况提供适宜的帮助,同时保障老年人安全。期望通过本节内容的学习,养老护理员能够正确协助老年人入睡,尤其是失眠的老年人,提高老年人的睡眠质量。

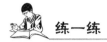练一练

单选题

1. 下列对老年人的睡眠特点的描述,不正确的是(　　)
    A. 入睡潜伏期延长　　　　　　　B. 晚睡、晚起
    C. 白天瞌睡增多　　　　　　　　D. 夜间睡眠减少

2. 下列哪些行为不利于睡眠(　　)
    A. 避免进食过饱或饥饿　　　　　B. 避免剧烈活动
    C. 睡前喝咖啡、浓茶　　　　　　D. 自我肌肉放松练习

第二节　睡眠障碍老年人的护理

【案例导入】　李先生,60 岁,因脑出血手术后第 5 天,由于担心身体状况出现失眠症状,并日渐加重,入睡困难、早醒、醒后不能再入睡,同时伴有烦躁、心悸、食欲缺乏,记忆力减退,对什么事情都不感兴趣。养老护理员小张想通过睡前促进患者的舒适度来改善睡眠。

【问题评估】　患者因脑出血手术,担心预后情况而出现失眠状况。

【工作思考】　对于手术后第 5 天、身体比较虚弱的患者失眠时,应帮助选择哪种合适的方式促进睡眠?

【工作与学习目标】

1. 能说出为老年人创造良好睡眠的环境和生活方式的主要措施。
2. 熟悉影响老年人睡眠的因素。

一、基本知识

1. **定义**　失眠是最常见的睡眠障碍。通常指患者对睡眠时间和质量不满足并影响白天社会功能的一种主观体验。主要表现为入睡困难、多梦、易醒、早醒和通宵不眠,总的睡眠时间减少,而且醒后仍觉疲乏。

2. **失眠可见于下列情况**

(1)精神因素:精神紧张、焦虑、恐惧、兴奋等可引起短暂的失眠。

(2)躯体因素:各种躯体疾病引起的疼痛、瘙痒、鼻塞、呼吸困难、气喘、尿频、恶心、呕吐等均可引起入睡困难和睡眠不深。

(3)环境因素:生活环境改变、初到异乡等。

(4)药物因素:利血平、甲状腺素、氨茶碱等。

二、操作流程及注意事项

1. 操作流程

(1)环境准备:室内安静整洁。

(2)护理员准备:服装整洁。

(3)老年人准备:老年人已洗漱完毕,安全坐于轮椅上。

(4)物品准备:合适的床铺、被褥,软枕或体位垫3~5个。

(5)评估沟通:护理员携用物,进入老年人房间,核对老年人房间号、床号、床尾卡的姓名,详细了解老年人睡眠障碍的表现,了解老年人睡眠习惯,睡眠时对床铺及环境温湿度有无特殊要求等。随后评估床铺、被褥是否适合,老年人身体有无不适,是否需要排便;评估老年人肢体活动度,身体有无留置管道。确定睡眠障碍的类型,明确引起睡眠障碍的原因(饮浓茶、咖啡等)。

(6)布置睡眠环境:室内安静,光线柔和,关闭门窗,拉上窗帘,协助整理好床铺、被褥,拍松枕头,调节适宜的环境温湿度。便器、水杯、拐杖置于触手可及之处。

(7)床椅转移:将轮椅放于老年人身体健侧,轮椅与床成30°~45°角,固定刹车,脚踏板向上抬起,嘱老年人用健侧手抓住患侧手,环抱护理员颈肩部,护理员双腿呈弓步,用一侧膝关节抵住老年人患侧膝关节,两手臂环抱老年人腰部,协助老年人站起,让老年人用健侧腿迈向床边,护理员以自己的身体为轴转动,协助老年人坐于床边。

(8)协助睡眠:帮助老年人脱去鞋子,护理员一手扶托老年人肩颈部,另一手将老年的双腿移到床上,协助老年人取舒适的体位(以健侧卧位为宜)。将老年人体位调整至床中心位置,垫上软枕或体位垫,盖好被子,拉好床挡。

(9)促进睡眠健康教育

1)根据影响睡眠的因素提出建议,睡前不饮浓茶。

2)指导老年人睡前用热水泡脚(图9-2)。

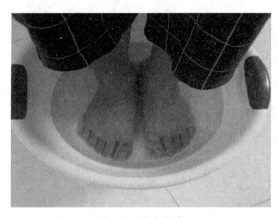

图9-2 热水泡脚

3)指导老年睡前不看刺激性的书或电视剧,白天适度运动。

4)指导老年人睡前勿进食,睡前排便、少饮水。

5)指导老年人加强安全防护,如夜间如厕时,要注意防跌倒、坠床等。

(10)操作后处置:护理员夜间加强巡视,做到走路轻、关门轻,晨起应询问老年人睡眠情况。操作完成后,护理员洗净双手,记录老年人睡眠时间、睡眠质量、有无异常睡眠。

2. 注意事项

(1)老年人睡前卧室要通风换气,避免因空气混浊影响睡眠。

(2)发现老年人嗜睡或睡眠呼吸暂停的情况应及早汇报或建议老年人尽快就医。

三、相关知识链接

睡眠时相:分为正相睡眠和异相睡眠,睡眠过程中两个时相交替进行。

1. 正相睡眠　大脑皮质休息,可以促进生长发育、恢复体力。

2. 异相睡眠　波动较大,对身体智力不利。

四、本 节 小 结

失眠在老年人的生活中是比较常见的一种疾病。本节着重描述了失眠的临床表现和改善失眠的方法。期望通过本节内容的学习,养老护理员能够知晓老年人失眠常见的情况及正确运用促进老年人睡眠的方法。在照顾老年人时要充分理解患者、尊重患者,及时帮助患者解决失眠问题。

 练一练

单选题

1. 对睡眠没有影响的因素是(　　　)

　A. 年龄　　　　　B. 环境　　　　　C. 身高　　　　　D. 疼痛

2. 布置睡眠环境中,下列哪些行为不利于睡眠(　　　)

　A. 室内安静　　　B. 光线明亮　　　C. 关闭门窗　　　D. 拉上窗帘

（杨可娜）

第10章　老年人清洁照料

【纲要概览】　清洁照护对老年人康复起到至关重要的作用。本章将通过四节内容对老年人清洁照护进行较系统的介绍,主要介绍床上用品更换,义齿摘取、佩戴、清洗和存放,口腔护理、面部和身体清洁等知识和方法,并通过案例导入、问题评估、学习目标,突出清洁照护必备知识和关键技能融合,结合安全提示与操作流程要点,重点介绍了老年人清洁照护的知识技能,这些内容均与护理员的日常工作息息相关,能够在一定程度上提升护理员对老年人卫生清洁的照护能力,同时又能够让护理员安全地为老年人提供清洁服务。

第一节　床上用品更换

【案例导入】　王某,男,60岁,诊断为"胆囊结石"。入院后急诊在全麻下行腹腔镜下胆囊切除术。术后返回病房,老年人感恶心,并呕吐1次,呕吐物为黄绿色胃液,量约50ml,枕套及中单被呕吐物污染。护理员小王应如何为老年人更换床上用品呢?

【问题评估】　老年人呕吐后,导致枕套及中单被呕吐物污染。

【工作思考】　老年人呕吐后,如何更换床上用品?

【工作与学习目标】

1. 掌握为老年人整理更换床单的方法。

2. 熟悉更换床上用品前的个人准备、物品准备及环境准备。

一、基 础 知 识

1. 定义　老年人床单位是指医疗机构为老年人提供的家具及设备,它是老年人住院期间休息、睡眠、饮食、排泄、活动及治疗的最基本的生活单位。老年人床单位的构成包括床、床垫、床褥、枕芯、被芯、大单、被套、枕套、床旁桌、床旁椅、照明灯、呼叫装置、供氧和负压吸引管道等设施。

2. 目的

(1)保持病室整洁。

(2)供新入院老年人或暂时离床老年人使用。

(3)避免污染床上用物,预防压力性损伤,使老年人感觉安全、舒适。

3．安全提示

(1)物品准备符合老年人病情需要。

(2)向老年人及家属做好解释工作。

(3)病室内有老年人进行治疗或用餐时暂缓操作。

(4)操作完毕后洗手。

二、操作流程及注意事项

1.非卧床患者更换床单(备用床,如图 10-1)

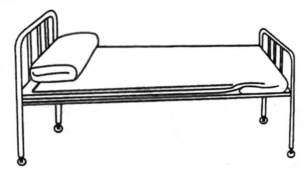

图 10-1　备用床

(1)用物准备:床褥、被芯、大单(床褥罩)、被套、枕套等,用物叠放整齐,按顺序放于护理车上。

(2)护理员准备:着装整齐,七步洗手法洗净双手。

(3)环境准备:病室内无老年人进行治疗或进餐,温湿度适宜,光线明亮,环境安全,适宜操作。

(4)沟通评估:向老年人解释需要更换床上用品,取得合作。

(5)放置物品:用物携至床旁,调整床至适当高度,移床旁椅至床尾,自下而上将枕芯、被芯、床褥摆放于椅面上;移开床旁桌,离床约 20cm。

(6)铺床垫和床褥:根据需要翻转床垫,床褥平齐床头放于床垫上,铺平。

(7)铺床单:大单法与床褥罩法。

1)大单法:放置大单:大单放于床褥上,横、纵中线与床的中线对齐,向床头、床尾、近侧(靠近操作者的一侧)、对侧依次打开。

2)床褥罩法:放置床褥罩。床褥罩放于床褥上,横、纵中线与床的中线对齐,依次将床褥罩打开,按大单法顺序分别将床褥罩套在床褥及床垫上。

(8)铺大单:至床头将大单散开铺于床头,右手托起床垫一角,左手伸过床头中线将大单折入床垫下,扶持床头角;右手将大单边缘提起使大单侧看呈等边三角形铺于床面,将位于床头侧方大单塞于床垫下,再将床面上的大单下拉至床缘;移至床尾,用同法铺床尾角;站至床中间处,下拉大单中部边缘塞于床垫下。转至对侧,同法铺好对侧大单(图 10-2)。

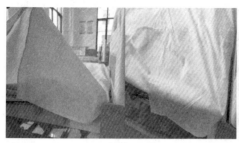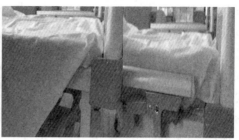

图 10-2　铺大单

(9)铺被芯。

(10)放置被套:被套放于大单上,横、纵中线与床中线对齐,按床头、床尾、近侧、对侧顺序打开被套,并拉平,被套上端距床头约 15cm。

(11)套被套:被套尾部开口端的上层打开至 1/3 处,将折好的被芯放于被套尾端开口处,被芯底边与被套开口处平齐;将被芯向床头牵拉,按对侧、近侧顺序展开,使被芯上缘中部对齐被套头中部,被芯两上角充实被套两上角(图 10-3)。

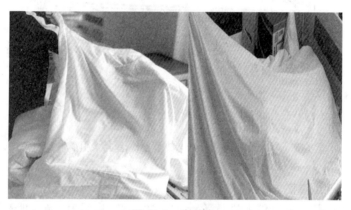

图 10-3　套被套

(12)系带:移至床尾中间处,逐层拉平被套和被芯,系好被套尾端开口处系带。

(13)折被筒:移至左侧床头,分别将对侧、近侧盖被平齐床缘内折;移至床尾中间处,将盖被两侧平齐两侧床缘内折成筒状,最后将盖被尾端向床头内折至齐床尾。

(14)套枕套:套好枕套后将枕头横放于床头盖被上。

(15)整理用物:操作完成后,移回床旁桌椅,推护理车离开病房,洗手。

2. 卧床患者更换床单　针对卧床不起、病情允许翻身侧卧的患者。

(1)用物准备:大单、中单、被套、枕套、床刷及床刷套,必要时备清洁衣裤。用物叠放整齐,按顺序放于护理车上。

(2)护理员准备:着装整齐,七步洗手法洗净双手。

(3)环境准备:病室内无老年人进行治疗或进餐,酌情关闭门窗,调节室内温度。注意保护老年人隐私,必要时使用隔帘遮挡。

(4)老年人准备:老年人平卧于床上。

(5)沟通评估:向老年人解释需要更换床上用品,取得配合。评估老年人的病情、意识状态、活动能力、配合程度。

(6)放置物品:携用物至床旁,移开床旁桌椅,用物按使用顺序置于椅上。放平床头和膝下支架。

(7)保护管道:有管道者妥善固定及保护各种引流管道。

(8)协助老年人侧卧:松开床尾盖被,协助移动老年人至对侧,使老年人侧卧,背对操作者(图 10-4)。

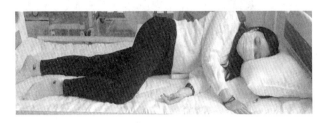

图 10-4　协助侧卧

(9)松近侧污单:从床头至床尾将近侧中单、橡胶单、大单逐层从床垫下拉出,上卷中单至床中线处,塞于老年人身下(图 10-5)。

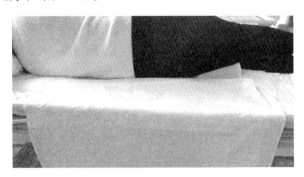

图 10-5　松近侧污单

(10)清扫近侧橡胶单和床褥:湿扫橡胶单,将橡胶单搭于老年人身上;将大单上卷至床中线处,塞于老年人身下;湿扫床褥(图 10-6)。

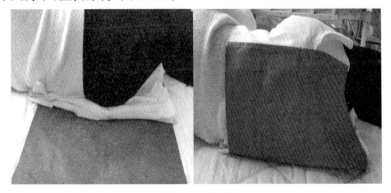

图 10-6　塞单

（11）铺近侧清洁大单、近侧橡胶单和清洁中单：取清洁大单，对齐床中线展开，近侧大单向近侧下拉散开，对侧大单内折后卷至床中线处，塞于老年人身下；按备用床步骤铺好近侧大单。铺平橡胶单，将清洁中单铺于橡胶单上，近侧部分下拉至床缘，对侧部分内折后卷至床中线处，塞于老年人身下；将近侧橡胶单的中单边缘塞于床垫下（图10-7）。

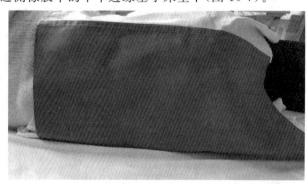

图 10-7 塞中单

（12）协助移动老年人：协助移动老年人平卧并移向近侧，使老年人侧卧，面向操作者，躺卧于已铺好床单的一侧。

（13）松对侧污单：转至床对侧，从床头至床尾将各层床单从床垫下依次拉出。

（14）清扫对侧橡胶单和床褥：上卷中单至中线处，取出污中单，放于护理车污衣袋内；湿扫橡胶单，将橡胶单搭于老年人身上；将大单自床头内卷至床尾处，取出污大单、橡胶单和中单逐层拉出，铺好。

（15）摆体位：协助老年人平卧，将老年人枕头移至床中间，妥善安置各引流管道。

（16）更换被套及枕套：将清洁被套平铺于盖被上，自污被套内取出被芯，装入清洁被套内，撤出污被套；将被芯展平，系好被套尾端开口处系带；折被筒，床尾余下部分塞于床垫下；更换枕套。

（17）整理用物：移回床旁桌椅；根据情况摇起床头和膝下支架，打开门窗、收拢隔帘等。推护理车离开病室，洗手。

3. 操作要点 操作中注意节力原则。

（1）能升降的床，应将床升至方便铺床的高度，避免腰部过度弯取或伸展，减少腰背损伤。

（2）铺床时身体尽量靠近床边，上身保持直立，两腿间距与肩同宽，两膝稍弯曲，两腿前后或左右分开，以扩大支撑面，降低重心，增加身体稳定性。

（3）操作时使用肘部力量，动作平稳有节奏。

（4）避免无效动作，以减少铺床时间，节省体力。

4. 注意事项

（1）床上用物定期更换，保持床单位整洁。铺床的基本要求为整洁、美观，老年人感觉舒适、安全。

（2）大单中缝与床中线对齐，四角平整；枕头开口背门。

（3）动作轻柔，敏捷，不过多翻动或暴露患者，防受凉，注意节时、省力原则。

（4）对留置引流管道的老年人更换床单，防扭曲或脱管，可以先从无引流管的一侧开始更换，必要时夹闭引流管，防止引流液倒流。

三、本 节 小 结

床上用品的更换护理是护理员工作中最常用、最基本的操作之一,对保持病房整洁、安全,提升老年人舒适度具有重要意义。因此需要在学习过程中多观看,多练习,强化操作技能。

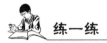
练一练

单选题

1. 帮助患者整理床单位的目的不包括(　　　)

　　A. 使病床平整　　　　　　B. 使患者舒适　　　　　　C. 预防压疮

　　D. 防止感染　　　　　　 E. 保持病室整洁美观

2. 为卧床患者更换床单时,不需要准备的物品是(　　　)

　　A. 清洁衣裤　　　　　　　B. 清洁大单　　　　　　　C. 清洁中单

　　D. 清洁橡胶单　　　　　　E. 床刷及刷套

3. 整理床铺时,应将用物放于椅子上置于(　　　)

　　A. 床上　　　　　　B. 床头　　　　　　C. 床尾　　　　　　D. 床底

第二节　义齿摘取、佩戴、清洗和存放

【案例导入】　李某,女,70岁,因脑血栓瘫痪卧床,口腔上方为义齿,口腔有异味,义齿上有残渍,自理能力差,无法清洗义齿,护理员在照护李奶奶过程中如何为其清洗、佩戴义齿呢?

【问题评估】

1. 老年人口腔内有异味,义齿上有残渍,口腔不清洁。

2. 老年人瘫痪卧床,无法自行清洗、佩戴义齿。

【工作思考】

1. 护理员如何安全、正确地为老年人清洗义齿呢?

2. 老年人不用义齿时又应如何存放呢?

【工作与学习目标】

1. 掌握协助清洗、佩戴义齿的操作方法。

2. 掌握义齿的存放方法。

一、基 础 知 识

1. 义齿评估　取下义齿前,先观察其是否佩戴合适,有无连接过紧或说话时松脱。取下义齿后,观察义齿的套有无结石、牙斑、食物残渣等,检查牙齿表面有无破损。

2. 目的　保持口腔清洁,无感染,去除口腔内残留物和异味,增加老年人舒适感。

3. 安全提示

(1)不可将义齿泡在热水或有腐蚀性消毒剂(乙醇溶液)内。

(2)使用义齿时老年人白天持续佩戴,晚上摘除。

(3)暂不用的义齿,泡于冷水杯中,每日更换一次清水。

二、操作流程与注意事项

1. 操作流程

(1)物品准备:水杯一个,纱布数块。

(2)护理员准备:服装整洁,七步洗手法洗净并温暖双手。必要时戴口罩。

(3)环境准备:环境整洁,温湿度适宜,关闭门窗,必要时遮挡屏风。

(4)老年人准备:老年人取坐位或卧位。

(5)沟通评估:向老年人解释摘取义齿的目的以取得配合。

(6)摘取义齿:护理员嘱老年人张口,一手垫纱布,轻轻拉动义齿基托将义齿取下,上牙轻轻向外下方拉动,下牙轻轻向外上方拉动,上下均为义齿,先摘取上方再摘取下方,清洗一只后,将其放于清洁冷水杯中存放。

(7)刷洗义齿:协助老年人取下义齿后,将义齿放于冷水杯中,打开水龙头,左手垫纱布捏住义齿,右手用牙刷刷去义齿上的食物残渣并冲洗干净。

(8)佩戴义齿:护理员将盛装义齿的水杯在流动水下冲洗后,放于老年人床头桌上,叮嘱老年人张口,一手垫纱布取义齿,轻轻上推义齿基托将义齿戴上。叮嘱老年人上下齿轻轻咬合数次,使义齿与牙龈组织完全吻合。

(9)整理用物:操作完成后,护理员协助老年人采取舒适体位,整理用物,洗净双手,并认真填写记录。

2. 注意事项

(1)对意识不清的老年人应将义齿取下,刷洗干净,放于冷水杯内保存。

(2)义齿不可浸泡在热水、乙醇中保存。

(3)佩戴义齿的老年人,不宜咀嚼过硬或过黏的食物。

(4)不可用力过大,以免损伤牙龈,摘取不下来时,可轻推卡环。

(5)佩戴义齿时叮嘱老年人不能用力咬合,以防卡环变形或义齿折断。

三、本节小结

为老年人摘取、佩戴、清洗义齿是养老护理员照护老年人的基本技能之一。本节着重描述了为老年人摘取、佩戴、清洗义齿的操作要点,期望通过本节内容的学习,护理员能够掌握摘取、佩戴、清洗义齿的操作方法,以能够为老年人安全、有效地清洁口腔。

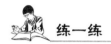 **练一练**

单选题

1. 为老年人摘取下的义齿应放于(　　　)
   A. 热水杯中　　　B. 冷水杯中　　　C. 乙醇杯中　　　D. 含氯消毒液中

2. 下面说法错误的是(　　　)
   A. 义齿不可泡在热水、乙醇溶液中保存
   B. 佩戴义齿的老年人不宜咀嚼过硬或过黏的食物
   C. 佩戴义齿的老年人可以用力咬合
   D. 摘取义齿不可用力过大

3. 浸泡义齿的冷开水应多久更换 1 次(　　　)
   A. 每小时　　　B. 每日　　　C. 每周　　　D. 每个月

第三节　口腔护理

【案例导入】　田某,女,79 岁,诊断为"脑梗死",偏瘫卧床,口腔有异味,牙齿上有残渍,护理员小孙在照护过程中如何为田奶奶做口腔护理呢?

【问题评估】

1. 老年人口腔内有异味,牙齿上有残渍,口腔不清洁。

2. 老年人偏瘫卧床,无法自行刷牙。

【工作思考】　护理员如何安全、正确地为老年人做口腔护理呢?

【工作与学习目标】

1. 掌握口腔护理的操作方法。

2. 熟悉口腔护理溶液的作用。

一、基 础 知 识

1. **定义**　口腔清洁是指为生活不能自理的老年人擦拭口腔表面及清洁义齿,去除口腔异味和牙齿上残留物。

2. **目的**　保持口腔清洁,无感染,去除口腔内残留物和异味,增加老年人舒适感。

3. **安全提示**

(1)口腔护理时切忌引起老年人呛咳。

(2)昏迷患者禁忌漱口,擦洗时要夹紧棉球,防止遗留在口腔。

(3)口唇干裂者,先用温水湿润口唇后再行检查评估,防止出血。

二、操作流程与注意事项

1. 口腔护理操作流程

(1)用物准备:治疗盘内备弯盘1个、压舌板1个、手电筒1个,无菌盘内备治疗碗2个(1个内放盐水棉球17个以上、弯止血钳、镊子、压舌板,另1个盛漱口水),吸水管(清醒有吞咽功能的老年人用),开口器(昏迷老年人用),治疗巾、常用漱口液、口腔外用药(按需准备)、液体石蜡棉球,必要时备医嘱执行单、笔。

(2)护理员准备:服装整洁。七步洗手法洗净并温暖双手,必要时戴口罩。

(3)环境准备:环境整洁,温湿度适宜,环境安全,适宜操作。

(4)老年人准备:老年人平卧于床上。

(5)沟通评估:向清醒的老年人解释操作的目的、方法、注意事项、配合要点,以取得合作。

(6)评估口腔情况:用手电筒检查口腔内是否有义齿、牙齿破损,口唇、舌面、口腔黏膜湿润程度和有无破损,牙龈有无出血等,可通过嗅觉评价口腔气味,确定使用口腔护理溶液。评估老年人意识状态。

(7)协助老年人取坐位或侧卧位,头偏向操作者,治疗巾围于颈下,置弯盘于口角处,协助老年人温开水漱口,嘱老年人误将漱口水咽下(口唇干裂者,可用液体石蜡湿润)。

(8)清点棉球,倒入生理盐水,棉球湿度适宜。

(9)嘱老年人张口,上下齿咬合,用压舌板撑开颊部擦洗牙齿左外侧面,按顺序由内向门齿纵向擦洗,同法擦洗右外侧面。

(10)嘱老年人张开上下牙齿,擦洗牙齿左上内侧,左上咬合面,左下内侧,左下咬合面,以弧形擦洗左侧颊部。同法擦洗另一侧。

(11)擦洗舌面、硬腭部和舌下,用手电筒检查是否擦洗干净及有无遗漏棉球。

(12)协助老年人漱口,以毛巾擦干口角。有口唇干裂者涂液体石蜡,口腔黏膜如有溃疡,可涂1%甲紫溶液或冰硼散。

(13)再次清点棉球,撤去弯盘、治疗巾,协助老年人取舒适体位,整理床单位。

(14)整理用物:操作完成后协助老年人采取舒适体位,对物品进行分类处理,清洗双手,再执行单上记录口腔护理日期、时间、口腔情况、给予的处理、漱口液名称、老年人反应等,并签名。

2. 注意事项

(1)操作过程中,密切观察老年人呼吸频率和节律,动作轻柔,避免损伤口腔黏膜及牙龈。

(2)擦洗时棉球应包裹弯止血钳,前端夹紧,避免金属磕碰牙齿。

(3)擦洗硬腭部时,勿触及软腭,以免引起恶心。

(4)棉球每次一个,防止棉球遗留口腔内。棉球不可过湿,以防老年人发生误吸,发现痰多时要及时吸出。

(5)操作过程中,应观察口腔有无异常情况。

(6)口腔清洗次数及棉球所需数量应以老年人口腔清洁度为准。

三、相关知识链接

口腔护理的常用溶液及作用如下。

1. 0.9％氯化钠溶液　清洁口腔,预防感染。
2. 朵贝尔溶液(复方硼酸溶液)　轻微抑菌,消除口臭。
3. 0.02％呋喃西林溶液　清洁口腔,有广谱抗菌作用。
4. 1％～3％过氧化氢溶液　遇有机物时放出新生氧,有抗菌、防臭作用。
5. 1％～4％碳酸氢钠溶液　用于真菌感染。
6. 2％～3％硼酸溶液　属酸性防腐剂,可改变细菌的酸碱平衡,起抑菌作用。
7. 0.1％醋酸溶液　用于铜绿假单胞菌感染。

四、本 节 小 结

口腔清洁是养老护理员照护老年人的基本功能。本节着重描述了协助为老年人清洁口腔的操作要点,期望通过本节内容的学习,养老护理员能够掌握口腔清洁的操作方法,以能够为老年人安全、有效地清洁口腔。

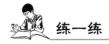
练一练

单选题

1. 做口腔护理时,口腔评估内容不包括(　　　)
   A. 口腔气味　　　　B. 口唇色泽　　　　C. 口腔黏膜　　　　D. 牙齿、牙龈
2. 口腔白膜形成者,判断为真菌感染时应使用(　　　)
   A.1％～4％碳酸氢钠溶液　　　　　B.1％～3％过氧化氢溶液
   C.2％～3％硼酸溶液　　　　　　　D. 生理盐水
3. 协助长期卧床老年人清洁口腔时,应按(　　　)顺序擦洗牙齿外侧面。
   A. 先左后右,先内后外　　　B. 先左后右,先外后内
   C. 先右后左,先内后外　　　D. 先右后左,线外后内

第四节　面部和身体清洁

【案例导入】　高某,女,66 岁,诊断为"截瘫",老年人截瘫长期卧床,因天气炎热,出汗较多,养老护理员小黄如何为老年人进行身体清洁呢?

【问题评估】　老年人卧床,出汗多,但无法到淋浴间自行进行淋浴。

【工作思考】　养老护理员如何为卧床老年人进行身体清洁?

【工作与学习目标】

1. 掌握床上身体清洁的操作要点。

2. 能为卧床老年人进行面部和身体清洁。

一、基 础 知 识

1. 定义　身体清洁是指为长期卧床、不能下床到浴室洗澡的老年人,在床上进行皮肤清洁工作。

2. 目的　协助老年人擦洗全身,去除皮肤污垢,保持全身皮肤清洁。促进血液循环,增加皮肤的排泄功能,预防皮肤感染,使老年人舒适。

3. 安全提示

(1)根据老年人身体活动受限的不同情况为老年人擦洗、翻身时,要注意保持脊柱平直,避免躯干扭曲。

(2)清洁身体时要注意为老年人保暖,要随时观察水温,水温保持在 50～52℃。

二、操作流程及注意事项

1. 面部清洁

(1)用物准备:脸盆、毛巾、热水、洁面乳、润肤露。

(2)护理员准备:着装整齐,七步洗手法洗净双手。

(3)环境准备:温湿度适宜,光线明亮,环境安全,适宜操作。

(4)老年人准备:老年人平卧于床上。

(5)沟通评估:告知老年人操作目的、意义,获得理解和配合,检查老年人皮肤情况。

(6)倒好热水,测试好温度,在 42℃ 左右。

(7)把毛巾拧干,展开折叠,按照眼睛、前额、鼻部、脸颊、耳部、颈部、手部顺序擦洗。视情况使用洁面乳或香皂,清水清洗,擦干面部,涂润肤霜。

(8)整理用物:操作完成后,护理员协助老年人采取舒适卧位,整理用物,洗净双手。

2. 擦浴

(1)用物准备:肥皂或沐浴液,脸盆 3 个,温水(水温 50～52℃),毛巾 3 条,便盆 1 个,梳子 1 把,指甲刀 1 个,爽身粉,屏风,清洁衣裤 1 套。

(2)护理员准备:着装整齐,七步洗手法洗净双手。

(3)环境准备:关好门窗,调节室温 24～25℃,屏风遮挡,让老年人取舒适卧位。

(4)老年人准备:老年人平卧于床上。

(5)沟通评估:告知老年人操作目的、意义,获得理解和配合,检查老年人皮肤情况。

(6)擦洗身体:协助老年人脱去衣物,用棉被保暖,温水中滴入几滴沐浴液,浸湿毛巾并拧干,依次擦拭上肢、前胸、腹部、背部及臀部、下肢,及时更换水以保持水温,清洗会阴,并泡脚(图 10-8)。

(7)整理用物:为老年人皮肤上涂抹适量身体乳,协助老年人换上干净衣物,整理用物。协助老年人采取舒适体位,洗净双手,并认真填写记录。

3. 会阴清洁

(1)用物准备:盛有温水的洗会阴盆(水温 50～52℃)、清洁干毛巾 2 条、护理垫 1 个、清洁内裤 1 条。

(2)护理员准备:着装整齐,七步洗手法洗净双手。

(3)环境准备:关好门窗,调节室温 24～25℃,屏风遮挡,协助老年人取舒适卧位。

(4)老年人准备:老年人平卧于床上。

(5)沟通评估:告知老年人操作目的、意义,获得理解与配合。

(6)清洗会阴:协助老年人脱去内裤,臀下铺护理垫,用温水由前向后擦洗会阴,干净后用干毛巾擦干(图 10-9)。

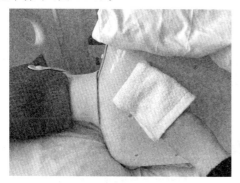

图 10-8　擦洗身体

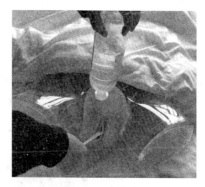

图 10-9　清洗会阴

(7)更换内裤:协助老年人换上干净内裤。

(8)整理用物:操作完成后,护理员协助老年人采取舒适体位,整理用物,洗净双手,并认真填写记录。

4. 足部清洁

(1)用物准备:盛有温水的水盆(水温 50～52℃)、护理垫 1 个、干毛巾 1 个、护肤油。

(2)护理员准备:着装整齐,七步洗手法洗净双手。

(3)环境准备:关好门窗,调节室温 24～25℃,屏风遮挡,协助老年人取舒适卧位。

(4)老年人准备:老年人平卧于床上。

(5)沟通评估:告知老年人操作目的、意义,获得理解和配合。

(6)泡脚:协助老年人屈膝,脚下铺护理垫,将温水盆放于脚下浸泡双脚 10～15min。

(7)整理用物:擦干双脚,撤去用物,用护肤油涂抹双脚,协助老年人采取舒适体位,整理用物,洗净双手,并认真填写记录。

5. 剪指(趾)甲

(1)用物准备:指甲刀 1 个、护理垫 1 个。

(2)护理员准备:着装整齐,七步洗手法洗净双手。

(3)环境准备:温湿度适宜,光线明亮,环境安全,适宜操作。

(4)老年人准备:老年人平卧于床上。

(5)沟通评估:告知老年人操作的目的、意义,获得理解与配合。

(6)剪指(趾)甲:老年人手下或脚下垫护理垫,取指甲刀沿指/趾甲弧度修剪。

(7)整理用物:操作完成后,协助老年人取舒适体位,整理用物,洗净双手,并认真填写记录。

6. 注意事项

(1)擦洗过程中要加强皮肤皱褶部位的清洁,注意擦干腋窝、乳房下、腹股沟等皮肤褶皱。

(2)擦洗前要检查水温,擦洗过程中要注意保暖,不要暴露老年人。

(3)清洁身体时要注意观察老年人的反应,皮肤有无异常。

(4)修剪指(趾)甲时应避免损伤老年人皮肤,修剪后,必要时打磨指甲,避免锋利的甲端划伤皮肤。

三、相关知识链接

床上洗澡床的应用:对于卧床老年人,除了擦浴之外,还有应用"洗澡床"等装置满足老年人彻底洗澡的需求。"洗澡床"是一种特殊的类似于平车似的装置,有特殊防水设计,卧床者可以平躺于洗澡床上来完成洗澡需求(图10-10)。

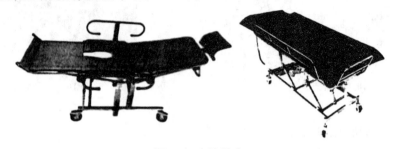

图 10-10　洗澡床

四、本节小结

身体清洁是养老护理员照护卧床老年人的基本技能。本节着重描述了如何为卧床老年人进行身体清洁的操作要点,期望通过本节内容的学习,护理员能够掌握身体清洁的要点,以满足老年人基本生活需求。

 练一练

单选题

1. 协助老年人足浴时,应让老年人双脚浸泡于足盆水中多长时间(　　)
　　A. 5～10min　　　　B. 10～15min　　　　C. 15～20min　　　　D. 20～30min

2. 为老年人擦洗会阴部的顺序是(　　)
　　A. 由前向后擦　　　B. 由后向前擦　　　C. 环形擦洗　　　　D. 随意擦洗

3. 每日晨晚帮助老年人进行身体清洁卫生照料可以预防(　　)发生。
　　A. 水痘　　　　　　B. 过敏症　　　　　C. 冻疮　　　　　　D. 压疮

（沈爱苹　付春丽）

第11章　冷热疗法应用

【纲要概览】　冷、热疗法是日常常用的物理治疗方法,是利用低于或高于人体温度的物质作用于人体体表皮肤,通过神经传导引起皮肤和内脏器官血管的收缩或扩张,从而改变机体各系统体液循环和新陈代谢,从而达到治疗的目的。本章我们将着重介绍热水袋的保暖应用、湿热敷、温水擦浴、冰袋降温四种疗法。养老护理员应熟悉冷、热疗法的效应,掌握正确的使用方法,观察老年人的反应,防止不良反应的发生,减少意外事故的发生,保证老年人的冷、热疗法安全,以确保老年人的身心安全,满足老年人身心需要。

第一节　热水袋等保暖物品的使用方法及注意事项

【案例导入】　李爷爷,80岁,因年龄较大,末梢循环功能下降,睡觉前需进行保暖,护理员小张需对李爷爷进行使用热水袋取暖的照护。

【问题评估】　老年人皮肤脆弱,末梢循环功能下降,应用热水袋过程中易发生烫伤。

【工作思考】　养老护理员应如何安全地为老年人使用热水袋进行取暖?

【工作与学习目标】

1. 了解应用热水袋过程中的注意事项。
2. 掌握正确地应用热水袋的方法。

一、基础知识

1. 定义　属于热敷疗法,即用热的物体如热水袋,使局部的毛细血管扩张,血液循环加速,起到保暖的作用,同时还具有消炎、消肿、祛寒湿、减轻疼痛、消除疲劳的作用。

2. 目的　保暖,另外还具有解除痉挛、缓解疼痛、促进浅表炎症消散和局限的作用。

3. 禁忌　急性腹痛未明确诊断前;急性炎症;面部危险三角区感染;软组织损伤或扭伤(48h内);各种脏器出血;恶性肿瘤部位;感觉异常、意识不清者禁用。

4. 慎用人群　心、肝、肾功能不全者;皮肤湿疹;急性炎症反应如牙龈炎、中耳炎等;孕妇腹部;人体有金属移植物部位;感觉功能及心智状态受损者;颅内压升高者慎用。

5. 其他常用的保暖物品　电暖宝、暖贴、电热毯、取暖器(图 11-1)。

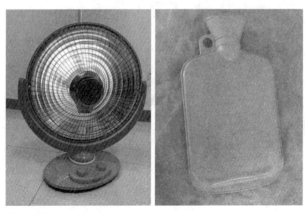

图 11-1　常用的保暖物品

二、操作流程及注意事项

1. 操作流程　热水袋的应用属于热敷疗法的一种,除了治疗作用外,日常中常用于老年人的取暖,具体操作如下(图 11-2)。

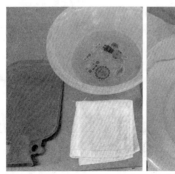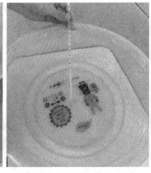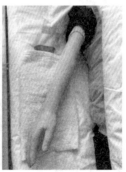

图 11-2　热水袋的应用

(1)用物准备:水温计、纱布、量杯、水袋、毛巾。

(2)护理员准备:着装整齐,七步洗手法洗净双手。

(3)环境准备:温湿度适宜,光线明亮,环境安全,适宜操作。

(4)老年人准备:老年人平卧于床上。

(5)沟通评估:告知老年人操作的目的、意义,获得理解与配合。同时检查老年人皮肤有无破损。

(6)根据需要,协助老年人舒适体位。

(7)热水袋水温调节至 50℃以下,将水入 1/2～2/3 满,逐渐放平,排尽袋内空气,旋紧塞子,毛巾包裹。

(8)协助老年人暴露取暖部位,将热水袋放置在距离身体 10cm 处,用热时间以 30～

60min 为宜。

(9)整理用物:操作完成后,护理员协助老年人采取舒适体位,整理用物,洗净双手,并认真填写记录。

2. 操作要领

(1)热水袋表面应完好,无破损,无漏水现象。灌水后,排尽袋内空气,拧紧盖子,并在热水袋外面套装防护布套。

(2)老年人的末梢循环不良、感觉迟钝,应用热水袋时,水温应调节在 50℃ 以内,以免烫伤。

3. 注意事项

(1)使用热水袋时要 15min 巡视 1 次,严格观察局部皮肤,防止烫伤,如发现局部皮肤潮红、疼痛,应立即停止使用,并在局部涂凡士林以保护皮肤。

(2)若老年人需持续用热保暖,要严格观察,及时更换热水。

(3)老年人使用热水袋取暖时应睡前放置,睡觉时取出更为安全。

(4)糖尿病、脊椎损伤或脑卒中的老年人,由于存在感觉运动功能障碍,痛觉、温觉减退或消失,不宜使用热水袋。如必须使用时,应加强看护巡视。

(5)软组织损伤或扭伤后,48h 以内禁用热水袋热敷。

(6)应用电热宝取暖时,注意用电安全,切记不要在怀中抱着电热宝充电,以防触电;拔下电源后应注意摇匀液体,防止热量不均,发生烫伤;使用过程中避免挤压、针刺,防止液体漏出。

(7)应用暖贴取暖时,易造成低温烫伤,不能直接贴在皮肤上,使用过程中应注意询问老年人的感受,加强观察;同时不要再使用其他取暖设备,以免局部温度过高,发生意外。

(8)应用电热毯取暖时,应在睡觉时关闭电源,不可折叠电热毯,并在老年人和电热毯中间铺一条毛毯或床单,并注意其安全使用的年限,防止安全隐患的发生。

(9)应用取暖器取暖时,注意要变换取暖器的放置位置,不可长时间对同一部位取暖,防止低温烫伤的发生;同时注意用热、用电的安全,比如取暖器上不可覆盖物品,远离易燃易爆物品,防止发生火灾。

三、本 节 小 结

老年人的保暖是养老护理员照护老年人的必备技能之一。本节内容着重描述了在应用热水袋保暖时的照护要点,期望通过本节内容的学习,养老护理员能够掌握热水袋等保暖物品的应用方法及了解应用过程中的注意事项,这在护理老年人工作方面具有实用的指导意义。

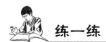 练一练

单选题

1. 热水袋的温度最好保持在(　　　)以下。

　　A. 50℃　　　　　　B. 45℃　　　　　　C. 37℃　　　　　　D. 没有要求

2. 下列不属于热水袋保暖的禁忌证的是(　　　)

　　A. 急性腹痛未明确诊断前　　　　　　B. 急性炎症

　　C. 面部危险三角区感染　　　　　　　D. 末梢循环障碍者

第二节　湿　热　敷

【案例导入】　李爷爷,89岁,因手腕处疼痛需进行热敷,养老护理员应该怎么办？操作过程中又需要注意什么问题？

【问题评估】　老年人腕关节疼痛,导致身体不适。

【工作思考】　养老护理员应如何为老年人进行湿热敷才能有效减轻老年人的疼痛？

【工作与学习目标】　掌握湿热敷方法。

一、基 础 知 识

1. **定义**　属于热敷疗法的一种,常用微湿热的毛巾等直接敷于患处,达到扩张血管,刺激局部血液循环的作用,从而促进炎症及淤血的吸收,减轻患处疼痛。

2. **目的**　镇痛、消炎、消肿、解痉。

3. **适应证**　慢性炎症及痛症(患处没有发红或发热的症状),如慢性腰颈痛、慢性退化性膝关节炎、肌肉疲劳或痉挛。

4. **禁忌证**　急性炎症、皮肤炎、血栓性静脉炎、外周血管疾病;患处有伤口、刚愈合的皮肤、过分疼痛或肿胀、扭伤24h内;失去分辨冷热的能力(如部分糖尿病老年人),不能明白指示者(如阿尔兹海默症的老年人)。

二、操作流程及注意事项

1. **操作流程**

(1)用物准备:热水、橡胶单一块、毛巾三条、凡士林。

(2)护理员准备:着装整齐,七步洗手法洗净双手。

(3)环境准备:温湿度适宜,光线明亮,环境安全,适宜操作。

(4)老年人准备:老年人平卧于床上。

(5)沟通评估:向老年人解释湿热敷的目的及方法,取得配合。检查老年人肢体活动度良好,无其他不适。

(6)询问患者个人需求,帮助患者取舒适体位,暴露需要湿热敷的患处(图11-3)。

(7)将橡胶单、毛巾垫于湿热敷部位下方。

(8)将毛巾在热水中浸湿,拧至不出水为之,在护理

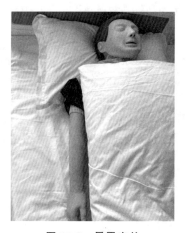

图11-3　暴露患处

员手腕内侧测量温度(图11-4),温度适宜后将湿热毛巾放置于老年人湿热敷的部位,随后将另一块毛巾覆盖于湿热毛巾上,防止散热过快(图11-5)。操作过程中观察皮肤状况,大约每5min更换1次毛巾,总计20～30min。每日可敷3～4次。

2. 注意事项

(1)热水温度以 40℃ 左右为宜。

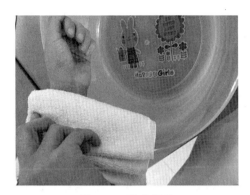

图 11-4 测量温度

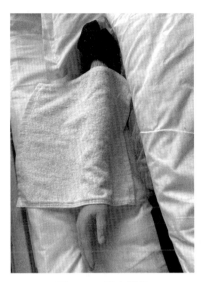

图 11-5 防止散热

(2)因老年人皮肤敏感,注意防止发生烫伤。在护理员手腕的内侧测量温度适宜后,再用于湿热敷。

(3)湿热敷过程中注意询问老年人感受,发现异常立即停止,并视情况就医。

(4)扭伤的老年人,48h 内禁止对患处进行湿热敷。

三、本 节 小 结

湿热敷的应用是养老护理员照护老年人的必备技能之一。本节内容着重描述了湿热敷应用过程中的操作流程及注意事项,期望通过本章节内容的学习,养老护理员能够掌握湿热敷的应用方法及注意事项,保证老年人的湿热敷安全。

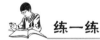 练一练

单选题

1. 在湿热敷过程中,最应注意的小细节是( )

2. 在湿热敷部位覆盖毛巾的作用是( )
   A. 加速散热　　　B. 减少散热　　　C. 防止被子浸湿　　　D. 没有作用

3. 湿热敷的时间是( )min。
   A. 60　　　B. 50　　　C. 40　　　D. 30

第三节　温 水 擦 浴

【案例导入】　李爷爷,89岁,高烧不退,测体温38℃,住院期间养老护理员小王负责照顾他。小王可以采取什么方法为李爷爷降温?

【问题评估】　老年人高烧不退,导致体温过高。

【工作思考】　养老护理员应如何为老年人进行物理降温?

【工作与学习目标】　掌握温水擦浴的物理降温法。

一、基 础 知 识

1. 定义　温水擦浴是利用温水接触身体皮肤,通过温水的蒸发、传导作用,增加机体的散热从而达到降温的目的。

2. 目的　温水擦浴的方法可以很快将老年人的皮肤温度传导发散。同时,皮肤接受刺激后,可使毛细血管收缩,继而又扩张,擦浴时又可用按摩手法刺激血管被动扩张,因而更促进了热的发散。

3. 禁忌部位　禁止擦颈后部、胸前区、腹部、阴囊、足底。这些部位对冷刺激较敏感,可引起反射性心率减慢、肠蠕动增强等不良反应。

二、操作流程及注意事项

1. 操作流程

(1)用物准备:热水袋、冰袋、小毛巾2块、大毛巾、屏风、体温计、脸盆(内盛32～34℃、2/3的热水)、必要时备干净的衣裤(图11-6)。

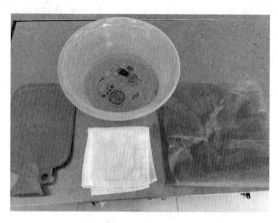

图 11-6　准备用物

(2)护理员准备:着装整齐,七步洗手法洗净双手。

(3)环境准备:温湿度适宜,光线明亮,环境安全,适宜操作。关闭门窗,用屏风遮挡。

（4）老年人准备：老年人平卧于床上。

（5）沟通评估：向老年人解释温水擦浴的目的及方法，取得配合。检查老年人肢体活动度良好，无其他不适。

（6）冰袋置于老年人头部，热水袋置于老年人足部。

（7）浸湿毛巾，拧至毛巾不滴水。

（8）擦拭（离心方向，从上至下，先对侧上肢，后近侧上肢）：擦拭上肢（图 11-7），依次擦拭侧颈→肩→上臂外侧→前臂外侧→手背，侧胸→腋窝→上臂内侧→肘窝→前臂内侧→手心；擦拭背部（图 11-8），协助老年人侧卧，依次擦拭颈下肩部→背部→臀部；擦拭下肢（图 11-9），依次擦拭髋部→下肢外侧→足背，腹股沟→下肢内侧→内踝，臀下→下肢后侧→腘窝→足跟。注意擦拭过程中，随时观察老年人反应，询问老年人感受。

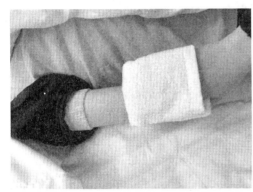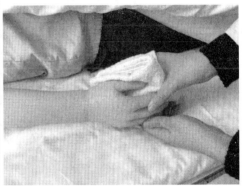

图 11-7　擦拭上肢

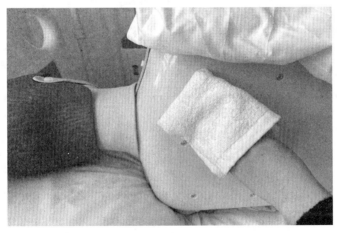

图 11-8　擦拭背部

（9）整理用物：协助老年人穿好衣物，撤去热水袋，盖好被子（图 11-10）。护理员按照要求整理用物，洗净双手。

（10）30min 后复测体温，填写记录，并视情况撤去冰袋（图 11-11）。

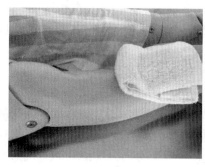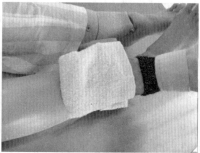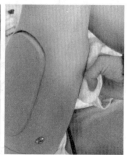

图 11-9　擦拭下肢

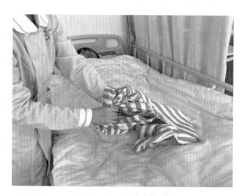

图 11-10　整理衣物

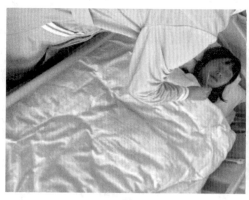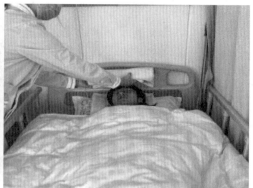

图 11-11　复测体温、撤去冰袋

2. 操作要领

(1)水温:应保持在 32~34℃。

(2)技巧:先加冷水→再加热水→测定水温;拧湿毛巾时应使其稍保留水分。

(3)手法:离心方向边擦边按摩。

(4)时间:15~20min,每侧肢体擦 3min,擦拭体表大血管经过处时,应多停留片刻,以促进散热。一般不超过 20min,防止发生继发效应。

(5)其他:高热老年人温水擦浴时应注意在头部置冰袋,足部置热水袋。

3. 注意事项

(1)温水擦浴过程中注意保暖,及时调节水温。

(2)温水擦浴过程中注意保护老年人隐私,避免暴露过多。

(3)温水擦浴过程中注意保护老年人安全,避免坠床的发生。

(4)擦浴过程中注意观察患者的反应,如果患者面色苍白、寒战、心悸、脉速时立即停止擦浴。

(5)体弱、风湿热的老年人不宜全身擦拭。

(6)擦浴结束后要撤去热水袋,一般待体温降至 39℃ 以下时再撤去冰袋。

三、本 节 小 结

温水擦浴是护理员照护老年人的必备技能之一。本节内容着重描述了温水擦浴法在照护应用过程中的要点,期望通过本节内容的学习,养老护理员能够掌握温水擦浴法的应用方法及了解应用过程中的注意事项,确保照护老年人的工作完满。

 练一练

单选题

1. 一般老年人复测体温到(　　)℃以下,可以撤去冰袋。

　　A. 36　　　　　　B. 37　　　　　　C. 38　　　　　　D. 39

2. 温水擦浴的擦拭方向(　　)

　　A. 离心方向　　　B. 向心方向　　　C. 没有规定　　　D. 从上到下

3. 老年人在进行温水擦浴降温时,为了防止着凉而采取的方法是(　　)

　　A. 关窗　　　B. 开空调　　　C. 盖被子　　　D. 足部放置热水袋

第四节　冰 袋 降 温

【案例导入】　李爷爷,85 岁,发生高热,测得体温 41℃,养老护理员小张需在护士指导下对李爷爷进行使用冰袋物理降温的照护。

【问题评估】　李爷爷高热,需要使用冰袋进行冷敷降温,过程中易发生冻伤。

【工作思考】　养老护理员应如何安全地为患者使用冰袋?

【工作与学习目标】

1. 了解应用冰袋降温过程中的注意事项。

2. 掌握正确应用冰袋降温的方法。

一、基 础 知 识

1. 定义 应用冰袋是冷敷疗法的一种,是通过低于人体温度的物质,如冰袋或冰毛巾作用于体表皮肤,通过神经传导引起皮肤和内脏器官的收缩,从而改变机体各系统体液循环和新陈代谢,达到治疗目的。

2. 目的 控制炎症扩散;减轻局部充血和出血;减轻疼痛;降低体温。

3. 冷疗法禁忌 血液循环障碍;慢性炎症或深部化脓病灶;冷过敏者、心脏病及体质虚弱者;组织损伤、伤口破裂。

4. 禁忌部位 枕后、耳郭、阴囊处、心前区、腹部、足底。

二、操作流程及注意事项

1. 操作流程 冰袋的使用属于冷敷疗法的一种,除了治疗作用外,还可以用于老年人的物理降温。

(1)用物准备:冰袋、毛巾(图 11-12)。

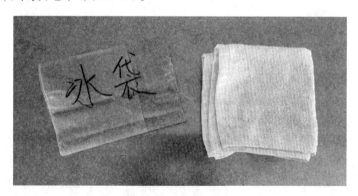

图 11-12 冰袋、毛巾

(2)护理员准备:着装整齐,七步洗手法洗净双手。

(3)环境准备:温湿度适宜,光线明亮,环境安全,适宜操作。

(4)老年人准备:老年人平卧于床上。

(5)沟通评估:告知老年人操作目的、意义,获得理解;询问是否上厕所,取得配合。评估老年人肢体活动度良好,皮肤完整,可以进行冰敷。

(6)老年人在养老护理员配合下,取舒适体位。

(7)协助患者暴露冷敷部位,检查冰袋无破损,无漏水。毛巾完整地包裹冰袋,冰袋放置在患处(图 11-13)。每次约 20min。同时注意观察皮肤,询问老年人感受。

(8)整理用物:冷敷完毕后,擦干皮肤;护理员整理用物,洗净双手并填写记录。

2. 操作要领

(1)冰袋表面应完好,无破损、无漏水等现象。

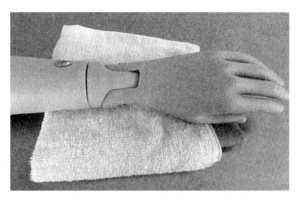

图 11-13 冰袋置于患处

(2)冰袋还可用于老年人的扭伤后 24h 内的治疗。

3. 注意事项

(1)使用冰袋过程中要了解老年人的感觉,注意观察其局部皮肤情况和老年人全身反应。如果感到不适或疼痛,皮肤出现紫斑或水时,应立即停止使用。

(2)每次冷敷时间不宜过长,一般以 20min 为宜。如果需要长时间冷敷时,应在冷敷每 20min 后,休息 1h。

(3)对老年人使用冰袋时要特别小心,防止冻伤的发生。

三、本节小结

冰袋的应用是养老护理员照护老年人的必备知识之一。本节内容着重描述了在照护应用过程中的冰袋使用要点,期望通过本节内容的学习,养老护理员能够掌握冰袋的应用方法及了解应用过程中的注意事项,这在护理老年人工作方面具有实用的指导意义。

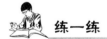 练一练

单选题

1. 冷敷 1 次的最长时间为( )min。

    A. 10　　　　　　B. 15　　　　　　C. 20　　　　　　D. 25

2. 以下不属于冷敷的禁忌部位的是( )

    A. 肚子　　　　　B. 额头　　　　　C. 胃部　　　　　D. 脚底

3. 扭伤 24h 后可采用( )疗法。

    A. 冷敷　　　　　B. 热敷　　　　　C. 湿热敷　　　　D. 冷热交替

(付春丽)

第12章 应急救护

【纲要概览】 现实生活中人们常常会在医院以外的环境下,遇到或发生危重急症及意外伤害,当养老护理员掌握了先进的基本救护技能,成为"第一目击者",在事发现场对受伤老年人实施及时、有效的救护,从而达到"挽救生命、减轻伤残"的目的。本章我们将着重讲解紧急情况下的救助方法,提高养老护理员的个人职业素质,增强养老护理员的就业能力。

第一节 海姆立克急救法

【案例导入】 李爷爷,89岁,诊断为"阿尔兹海默症",住院期间养老护理员小王负责照顾他。小王正在给李爷爷喂午餐,老年人突然呛咳不止,呼吸困难,不能说话。

【问题评估】 患者午餐时发生异物卡喉,导致呼吸困难。

【工作思考】 养老护理员应如何将异物取出?

【工作与学习目标】

1. 了解异物卡喉的原因,减少意外发生。

2. 掌握海姆立克急救法。

一、基础知识

1. 定义 异物卡喉是由于食物或异物嵌顿于声门或落入气管,造成患者窒息或严重呼吸困难,表现为突然呛咳、不能发声、喘鸣、呼吸急促、皮肤发紫,严重者可迅速出现意识丧失,甚至呼吸心跳停止。

2. 原因 进食匆忙或注意力不集中,是造成异物卡喉的重要原因之一;老年人咀嚼功能较差,口内感觉欠灵敏,食管口较松弛,易误吞异物;食管本身的疾病如食管狭窄或食管肿瘤时引起管腔变细,也容易造成食管异物的发生。

3. 特征 手 V 字形抓住自己的脖子,呈痛苦状(图 12-1);呼吸困难、皮肤和口唇发绀;老年人不能说话,不能咳嗽,不能呼吸,昏迷,严重者可迅速停止呼吸。

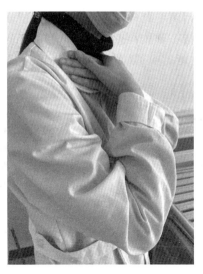

图 12-1　手 V 字形抓住脖子

二、操作流程及注意事项

1. **操作流程**　发生异物卡喉最佳抢救时间只有 5min，最有效的抢救方法就是海姆立克急救方法。具体方法如下(图 12-2)。

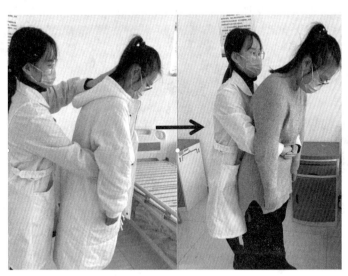

图 12-2　海姆立克急救法

(1)老年人进食过程中突然呼吸困难，不能说话，面色口唇青紫，双手 V 字形抓住脖子，存在意识，迅速判断老年人发生异物卡喉，立即进行海姆立克急救法。

(2)抢救者用双手或者勺子抠出老年人口中的食物，口唇不能张开着用筷子撬开；解开衣领，嘱老年人的头稍低，嘴微张。

（3）随后站在老年人背后，用两手臂环绕老年人的腰部。

（4）一手握拳，将拳头的拇指一侧放在患者胸廓下和脐上的腹部；用另一手抓住拳头，快速向内上方，有节奏地重击压迫患者的腹部（图12-3）。

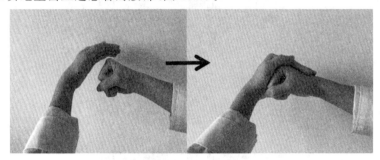

图12-3　具体手势

（5）重复以上手法直到异物排出。

（6）协助老年人取舒适体位，填写记录。

2. 对无意识的老年人（图12-4）

（1）使其仰卧，抢救者面对老年人，骑跨在老年人的髋部。

（2）抢救者将一只手的掌根放在胸廓下脐上的腹部，另一只手叠放于其上。

（3）利用抢救者的身体重量，向前下方，快速、有节奏地用力冲击压迫老年人的腹部。

（4）重复直至异物推出，并用手迅速抠出异物。

（5）检查老年人身体状况，协助老年人取舒适体位，填写记录，视情况就医。

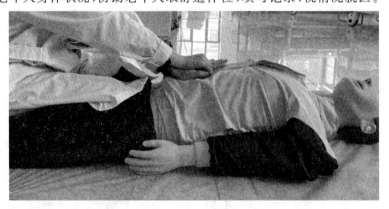

图12-4　老年人无意识时

3. 操作要领

（1）实施腹部冲击，定位要准，不要把手放在胸骨的剑突下或肋缘下。

（2）腹部冲击要注意胃反流会导致误吸。

4. 注意事项

（1）海姆立克急救法可发生合并症，如肋骨骨折、腹部或胸腔内脏器的破裂或撕裂，应做好后期观察。

（2）如果老年人发生呼吸道部分梗阻，气体交换良好，应鼓励老年人用力咳嗽，并自主呼吸;如老年人呼吸微弱、咳嗽乏力或呼吸道完全梗阻,则立刻使用手法。在成功抢救老年人后,应检查老年人有无并发症的发生。

(3)当意识不清老年人呼吸、心跳停止时,护理员应高声呼救,求助他人,同时立即进行心肺复苏救治。

(4)发生异物卡喉的老年人,禁止用手叩击其背部。

三、本 节 小 结

异物卡喉是老年人常见的生活意外之一,异物卡喉的急救方法是护理员照护老年人和防范患者安全隐患的必备技能之一。本节内容着重描述了发生异物卡喉时,应用海姆立克急救法的操作要点及注意事项,希望通过本节内容的学习,养老护理员能够独立评估异物卡喉的危险性,掌握正确的海姆立克急救方法,并且在老年人进食过程中进行动态观察,避免异物卡喉的发生,保证老年人的进食安全。

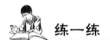 **练一练**

单选题

1. 异物卡喉的特征性表现( )
   A. V 字形抓住脖子　　　B. 面色发绀　　　　C. 不能呼吸　　　D. 不能说话

2. 海姆立克急救手法的放置位置( )
   A. 肚子　　　　　　　　B. 胸廓下脐上的腹部　C. 胃部　　　　　D. 胸下

3. 老年人站立时,海姆立克急救法的用力方向是( )
   A. 内方　　　　　　　　B. 上方　　　　　　　C. 内上方　　　　D. 内下方

第二节　外伤出血的初步护理

【案例导入】 李某,男,68 岁,中午吃饭时不慎被桌角划伤手指,伤口正在出血,如果你是责任护理员,你怎样对李某的伤口进行紧急处理?

【问题评估】 患者午餐时发生划伤,导致手部出血。

【工作思考】 养老护理员应如何为老年人进行初步止血?

【工作与学习目标】

1. 了解出血的类型,减少意外发生。

2. 掌握止血的方法。

一、基 础 知 识

1. **定义** 出血是指血液从伤口流至组织间隙、体腔和体外的现象。

2. **类型** 根据出血种类,外伤出血分为毛细血管出血、静脉出血、动脉出血。出血种类不同,其严重程度不同(表12-1)。

表 12-1　不同的出血种类

血管种类	颜色	出血特点	损伤类型
毛细血管出血	鲜红色	出血伤口呈渗出性血液,不易找到出血点,可自行凝固止血,危险性较小	皮肤擦伤
静脉出血	暗红色	有小伤口,血流缓慢,不断持续向外溢出,危险性较毛细血管出血大	刀割伤或刺伤
动脉出血	鲜红色	出血速度快、量大,血液呈喷射状、波动性向伤口外涌出,危险性大	较深的刀割伤或刺伤

3. 选择止血方法

(1)根据伤者受伤部位、受伤时长判断大概出血量。

(2)仔细观察伤口的出血情况,初步判断出血种类,然后根据出血部位及现场所具备的条件选择适当的包扎方法。

1)毛细血管出血:可自行停止,先用清水或其他皮肤消毒液冲洗干净,再用纱布、绷带加压缠绕即可。

2)静脉出血:可直接压迫伤口止血,用手或者其他物品在伤口上方的敷料上施加压力,可减少出血量。

3)动脉出血:可先采用指压法止血,再根据情况使用止血带止血法或填塞止血法。

二、操作流程及注意事项

1. 直接压迫止血　直接压迫止血是一种简单有效的临时性止血方法,适用于各种出血的初步止血。

操作方法:用无菌纱布或者干净的手帕直接置于出血处,按压止血(图12-5);没有物品可用时,可采用指压止血法,即用手指压迫伤口近心端动脉于骨表面,阻断血流,达到止血的目的。

2. 加压包扎止血法　加压包扎止血是急救中常用的止血方法之一,适用于小动脉、小静脉及毛细血管出血,关节脱位及伤口有碎骨存在不用此法。

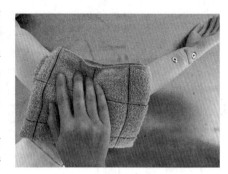

图 12-5　按压止血

操作方法:用消毒纱布或干净的手帕、毛巾、衣物等敷于伤口上,然后用三角巾或绷带缠绕数圈加压包扎。压力以能止住血又不影响受伤肢体的血液循环为合适。若伤处有骨折时,须另加夹板固定(图12-6)。

3. 止血带止血　适用于四肢大动脉出血,使用上述两种方法止血无效时。操作方法如下(图12-7)。

(1)先用无菌纱布或干净手帕置于出血处。

150

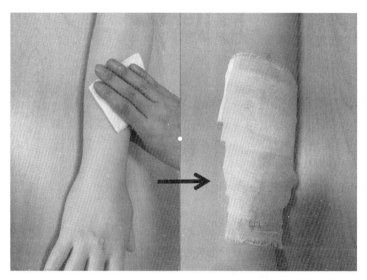

图 12-6　加压包扎止血法

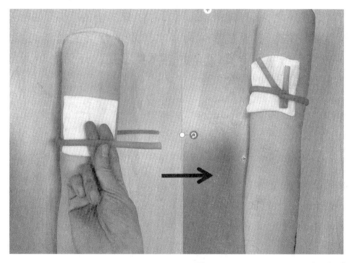

图 12-7　止血带止血

（2）一手用拇指、示指、中指紧握止血带（或橡皮带、布条，禁用电线、线绳等）短端，手心向上放在扎止血带的位置。

（3）另一只手持长的尾端中段绕伤肢一圈半，然后把止血带尾端塞入左手的示指与中指之间夹紧向下牵拉，使之成为一个活结。

（4）在出血伤口近心端扎住，阻断血流而止血。

4. 操作要领

（1）老年人皮肤松弛，易破损，使用止血带，皮肤与止血带不能直接接触，应加垫敷料、布垫或将止血带扎在衣裤外面，以免损伤皮肤。

（2）止血带要松紧适宜，以能止住为宜。扎松不能止血，扎紧容易损伤皮肤、神经、组织等，引起肢体的坏死。

(3)掌握止血使用时间,过长容易引起肢体缺血坏死。扎好后记录扎止血带时间;每隔40～50min放松1次,每次放松1～2min;为防止止血带放松后大量出血,放松期间应在伤口处加压止血。

5.注意事项

(1)毛细血管出血或伤口处出血量少可先用清水冲洗。

(2)如大血管出血,出血量大、速度快,应先止血,并立即就医处理。

(3)止血过程中,要随时观察伤口远端皮肤颜色及温度,一旦出现发绀或是皮肤温度下降,立即松开止血带,以免发生组织坏死。

(4)运送时,扎止血带处应有明显标记;不要用衣物等遮盖住伤口,以妨碍观察;并用标签注明扎止血带时间和放松时间。

(5)如遇到外伤有异物不能除去的,可在异物四周用纱布或其他干净的布类卷成卷,环形将异物固定,然后再加压包扎,注意不要将异物拔出,否则易造成更大的出血。

三、本 节 小 结

外伤是老年人常见意外之一,身体外部损伤,常伴有出血的表现,如不及时处理,可能会造成老年人失血过多而发生休克,甚至危害生命。本节着重介绍了老年人发生出血后初步的应急止血方法,希望通过本节内容的学习,养老护理员能够独立评估老年人出血的类型,从而确定正确的止血方法,保证老年人的生命安全。

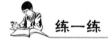
练一练

单选题

1.刀割伤一般的出血类型为(　　)

    A.毛细血管出血　　　　B.静脉出血　　　　C.动脉出血　　　　D.以上全对

2.指压止血法的手指放置位置为(　　)

    A.伤口表面　　　　B.伤口远心端　　　　C.伤口近心端　　　　D.伤口两端

3.最危险的出血类型(　　)

    A.毛细血管出血　　　　B.静脉出血　　　　C.动脉出血　　　　D.以上全对

第三节　心 肺 复 苏

【案例导入】　李某,男,68岁,晨起在公园锻炼,突然感到心前区疼痛,大汗淋漓,随后就地倒下,意识丧失,如果你是值班护理员,此时应采取最恰当的急救措施是什么?

【问题评估】　患者晨练时突感心前区疼痛,导致心脏骤停。

【工作思考】　养老护理员应采取怎样的急救措施?

【工作与学习目标】

1.了解心脏骤停,减少意外发生。

2. 掌握心肺复苏的急救方法。

一、基 础 知 识

1. 定义　心搏骤停是指心脏射血功能的突然终止,大动脉搏动与心音消失,重要器官如脑严重缺血、缺氧,导致生命终止。这种出乎意料的突然死亡,医学上又称猝死。

2. 后果　心搏骤停的严重后果以秒计算,10s——意识丧失,突然倒地;30s——全身抽搐;60s——自主呼吸逐渐停止;4min——开始出现脑水肿;6min——开始出现脑细胞死亡;8min——"脑死亡"和"植物状态"。

3. 特征　心音消失;脉搏扪不到,血压测不出;意识突然丧失或伴有短阵抽搐;呼吸断续,呈叹息样,后即停止;瞳孔散大;面色苍白兼有青紫。

二、操作流程及注意事项

1. 操作流程　发生心脏骤停黄金抢救时间只有 4min,最恰当的抢救方法就是心肺复苏术,具体方法如下。

(1)胸部按压(图 12-8):①按压体位:大声呼叫老年人看有无反应,呼救的同时,迅速将老年人摆成仰卧位。解开老年人的衣领、拉链及腰带,将老年人就近摆放于地面或者置于硬板床上。翻身时整体转动,保护颈部,保持身体平直、无扭曲。养老护理员跪于老年人的右侧。②按压部位:胸骨下 1/3 交界处或双乳头连线的中点处。③按压手法:双手掌根部重叠,手指翘起不接触胸壁;上半身前倾,两臂伸直,垂直向下用力按压 30 次。④按压深度:胸骨下陷5~6cm,成人按压频率为 100~120 次/min。

(2)开放气道(图 12-9):①清理口腔:使老年人头偏向一侧,清除呼吸道杂物,如义齿、呕吐物、血液等。②体位:老年人平卧在平地或硬板上。③仰头抬颌法开放气道:养老护理员站在老年人的右侧,护理员左手放在老年人的前额,用力将头部下压,右手置于老年人下颌骨下缘将颏部向上向前抬起,使老年人口腔与咽喉成直线,可以起到通畅呼吸道的作用。④怀疑头颈部损伤的老年人可采用推举下颌法:双手指放在老年人的下颌角,向上或向后方提起下颌,同时两个大拇指向外推举下颌骨,并需使老年人的头颈保持正中位。

(3)口对口人工呼吸(图 12-10):以左手拇指和示指捏紧老年人鼻孔,右手拖住老年人下颌处,用自己的双唇完全包住老年人的口部,吹气持续 1s 以上,使老年人的胸部扩张,重复以上操作 2 次。

2. 心肺复苏的有效判断
(1)触摸到规律的颈动脉搏动。
(2)血压升高。
(3)自主呼吸逐渐恢复。
(4)面色、口唇、甲床颜色转为红润。
(5)双侧瞳孔缩小、对光反射恢复。

3. 注意事项
(1)胸外心脏按压术只能在老年人心脏停止跳动下才能施行。

（2）施行心肺复苏术时应将老年人的衣扣及裤带解松，以免引起内脏损伤。

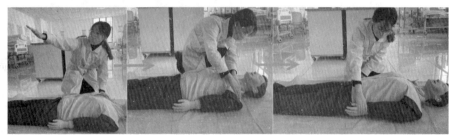

按压体位

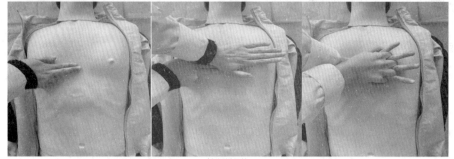

按压部位

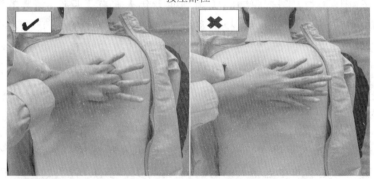

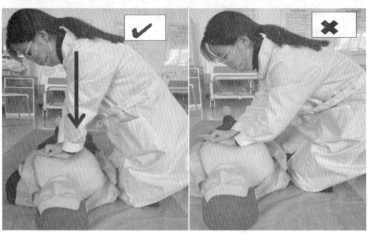

按压姿势

图 12-8　胸部按压

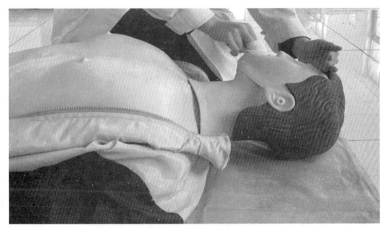

清理口腔

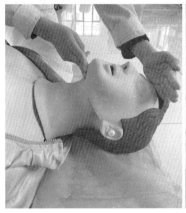

仰头抬颌法

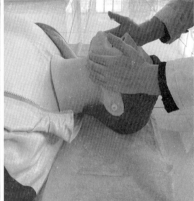

推举下颌法

图 12-9　开放气道

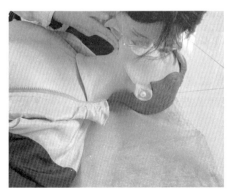

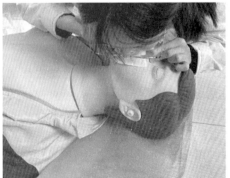

图 12-10　人工呼吸

（3）胸外心脏按压的位置必须准确。不准确容易损伤其他脏器。按压的力度要适宜，过大过猛容易使胸骨骨折，引起气胸血胸；按压的力度过轻，胸腔压力小，不足以推动血液循环。

（4）口对口吹气量不宜过大，胸廓稍起伏即可。吹气时间不宜过长，过长会引起急性胃扩张、胃胀气和呕吐。吹气过程要注意观察老年人气道是否通畅，胸廓是否被吹起。

（5）胸外心脏按压和口对口吹气应同时进行，严格按照按压和吹气的比例（30∶2）操作，按压和吹气的次数过多和过少均会影响复苏的成败。

三、本 节 小 结

心脏骤停是老年人最严重的生活意外之一，心脏骤停的急救方法是养老护理员照护老年人和防范患者安全隐患的必备技能之一。本节内容着重描述了发生心脏骤停时，应用心肺复苏法的操作要点，希望通过本节内容的学习，养老护理员能够独立评估心脏骤停的危险性，掌握正确的心肺复苏急救方法，在意外发生时能够为老年人争取更多的抢救时间。

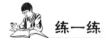 练一练

填空题

1. 心肺复苏的按压深度（　　　），按压频率（　　　　）。

2. 按压和吹气的比例为（　　　）。

3. 心肺复苏的按压位置（　　　）。

4. 心肺复苏的 5 个有效判断指征（　　　）。

5. 心肺复苏的黄金抢救时间为（　　　）min。

第四节　摔伤的初步护理

【**案例导入**】　王某，男，79 岁，中午上厕所时不慎摔倒，同屋的张某帮助按呼叫器寻找养老护理员，发现左侧肘部擦伤、肿胀，表面有少量血液渗出，皮肤淤血。如果你是值班养老护理员，你怎样对王某跌倒进行急救处理。

【**问题评估**】　患者中午上厕所时发生摔倒，导致皮肤破损、出血。

【**工作思考**】　养老护理员应如何对摔伤的老年人进行急救处理？

【**工作与学习目标**】

1. 了解跌倒的原因，减少意外发生。

2. 掌握摔伤后，外伤的包扎方法。

一、基 础 知 识

1. 定义　跌倒为突发、不自主的、非故意的体位改变，倒在地上或更低的平面上。可分为

从一平面至另一平面的跌落,同一平面的跌落。

2. 原因　老年人神经系统、关节韧带退变,平衡能力差,对意外情况反应慢,关节稳定性差,容易发生摔跤。

3. 特征　导致外伤、软组织伤及骨折,是老年人伤残、失能和死亡的重要原因之一,严重威胁着老年人的生命健康。在无医护人员在场的情况下,养老护理员可对开放性伤口进行简单的包扎。

二、操作流程及注意事项

1. 操作流程　包扎是摔伤后,外伤紧急处理的重要措施之一,及时正确包扎,可以达到压迫止血、减少感染、保护伤口、减少疼痛、固定敷料和夹板的目的。

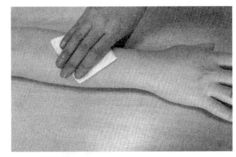

图 12-11　覆盖伤口

(1)准备用物:绷带、三角巾、无菌纱布、胶布数卷、剪刀、消毒剂、棉签。

(2)用清水先将伤口清洗干净,用棉签蘸取消毒剂进行消毒。

(3)用无菌纱布放在伤口正上方,覆盖伤口(图 12-11)。

(4)用绷带包扎伤口:①环形包扎法:将绷带头斜置包扎部位下方的远心端,做环形缠绕一周,将斜出的一角露出反折于绷带上,再用绷带平行环绕两圈。适用于小伤口及各种绷带包扎法的起始和结束(图 12-12)。②蛇形包扎法:起始用绷带做环形包扎两圈,然后将绷带向斜上缠绕,每段绷带间隔宽度为绷带的宽度,互不遮盖。适用于伤口敷料的快速固定和夹板固定等(图 12-13)。③螺旋形包扎法:起始用环形包扎两圈后,将绷带向斜上环形重叠缠绕,每缠绕一圈将上一圈绷带覆盖 1/3 或 1/2,此方法适用于粗细大致相等的部位(图 12-14)。④"8"字包扎法:在受伤部位远端起始两圈环形包扎,再从上至下、从下至上地围绕伤口重复做 8"字包扎,每缠绕一圈将上一圈绷带覆盖 1/3 或 1/2,此法适用于四肢关节及肢体粗细不等的部位包扎(图 12-15)。

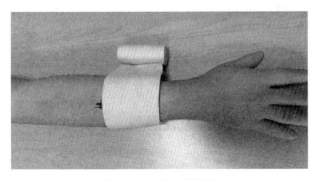

图 12-12　环形包扎法

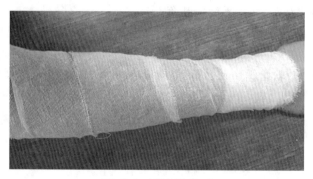

图 12-13　蛇形包扎法

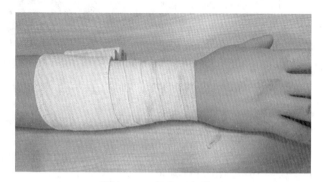

图 12-14　螺旋形包扎法

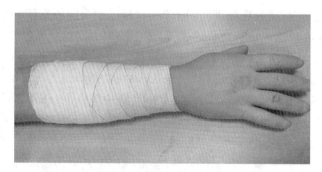

图 12-15　"8"字包扎法

(5)用三角巾悬吊患肢(图 12-16)。

(6)扭伤者,患处敷冰块,淤血肿胀先给予冰块冷敷,48h 后可涂红花油或贴膏药。

2. 操作要领

(1)老年人极易发生骨折,关节损伤应先制动,并及时就医检查是否骨折。

(2)伤后 24h 内需冷敷,禁止热敷,以免加重出血。伤后 48h 后可进行热敷,以促进消肿散淤。

(3)局部得到充分休息。

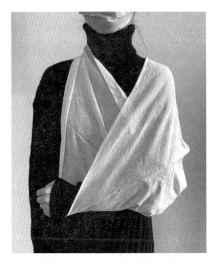

图 12-16　三角巾悬吊患肢

3. 注意事项

（1）包扎时保持老年人舒适位置。皮肤皱褶处用棉垫或纱布衬隔,骨隆突处用棉垫保护。需抬高肢体时,给予适当的扶托物。

（2）包扎的肢体必须保持其功能位置。

（3）方向自下而上、由左向右,从远心端向近心端包扎,以助静脉血液回流。

（4）解除绷带时,紧急时或绷带已被伤口分泌物浸透干涸时,可用剪刀剪开。

（5）为防止绷带包扎在活动肢体时滑脱,应在开始缠绕时将绷带头压好,然后再缠绕。如需续加绷带,应将两端重叠 6cm。

（6）不要使用潮湿绷带,避免干后收缩造成过紧。

三、本 节 小 结

跌倒的外伤处理是养老护理员照护老年人的必备技能之一。本节内容着重描述了跌倒事件发生后,对老年人外伤的包扎处理。期望通过本节内容的学习,养老护理员能够正确、及时地应对老年人摔伤后的紧急处理。

 练一练

单选题

1. 老年人发生扭伤时,24h 内应进行的操作是（　　　）

　　A. 冷敷　　　　　　B. 热敷　　　　　　C. 敷膏药　　　　　　D. 涂红花油

2. 包扎时的方向为（　　　）

　　A. 远心端至近心端　　B. 近心端至远心端　　C. 从上至下　　D. 从右至左

第五节　烫伤的初步护理

【案例导入】　李某,女,70岁,倒热水时不慎将热水打翻,烫到脚背。李某主诉右侧脚背剧痛难忍,无其他不适。观察其右侧脚背部呈红肿样,无水疱。初步判断为Ⅰ度烫伤。

【问题评估】　患者被热水烫伤,为Ⅰ度烫伤。

【工作思考】　养老护理员应如何对烫伤部位进行处理?

【工作与学习目标】

1. 了解烫伤的分级。

2. 掌握烫伤后的紧急处理方法。

一、基 础 知 识

1. 定义　是由无火焰的高温液体(沸水、热油、钢水)、高温固体(烧热的金属等)或高温蒸汽等所致的组织损伤。

2. 特征　根据烫伤的程度,一般可将烫伤分为三度。一度烫伤只损伤皮肤表层,局部轻度红肿、无水疱、疼痛明显。二度烫伤是真皮损伤,局部红肿疼痛,有大小不等的水疱。三度烫伤是皮下、脂肪、肌肉、骨骼都有损伤,无水疱,痛觉消失,并呈灰或红褐色。

二、操作流程及注意事项

1. 操作流程　烫伤不仅损伤皮肤,严重时还会累及肌肉、骨骼。当老年人发生烫伤时要及时对症进行处理(图 12-17)。

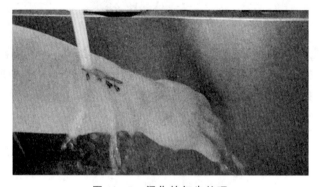

图 12-17　烫伤的初步处理

(1)用物准备:冷水或冰块、鸡蛋清或烫伤膏。

(2)迅速脱离致热源:协助老年人脱离致热源;有衣物者切勿脱去衣物。

(3)冷却治疗:用冷水(水温不能低于5℃,以免冻伤)冲洗或浸泡,或用无菌纱布包裹冰块后冷敷伤处。

(4)在红肿处涂鸡蛋清或烫伤膏(先蘸干皮肤水分再涂烫伤膏,30min 内)。

(5)告知医护人员和家属。

2．操作要领

(1)"冷却治疗"在烫伤后要立即进行,因为 5min 内烫伤的预热还继续损伤肌肤,过了 5min 后才浸泡在冷水中,则只能起到止痛作用,不能保证不起水疱。

(2)若烫伤部位不是手或足,不能将伤处浸泡在水中进行"冷却治疗"时,则可将受伤部位用毛巾包好,再在毛巾上浇水,或用冰块敷,效果可能更佳。

(3)"冷却治疗"的浸泡时间越早、水温越低,效果越好,但水温不能低于 5℃,以免冻伤。

(4)二度烫伤时,不要弄破水疱,先进行"冷却治疗",抬高患处,并立即报告后迅速就医。若伤处水疱已破,不可浸泡,以防感染。可用无菌纱布或干净手帕包裹冰块,冷敷伤处周围,以减轻疼痛,并立即报告就医。

(5)三度烫伤时,立即用清洁的被单或衣服简单包扎,避免污染和再次损伤,创伤面不要涂药物,不要企图移开黏在伤处的衣物,保持清洁,立即报告,迅速就医。

3．注意事项

(1)若穿着衣服或鞋袜的部位被烫伤,千万不要急忙脱去烫伤部位的鞋袜或衣裤,以免造成表皮随同鞋袜、衣裤一起脱落。应先用冷水或食醋(食醋有收敛、镇痛、消肿、杀菌作用)隔着衣裤或鞋袜浇到伤处及周围,然后再脱去鞋袜或衣裤,进行"冷却治疗",必要时剪掉衣服。

(2)"冷却治疗"期间,要为老年人保暖,以免着凉。

(3)烫伤后禁用"土办法",如抹酱油、食油、牙膏、紫药水等。

三、本 节 小 结

烫伤的处理是养老护理员照护老年人的必备知识技能之一。本节内容着重描述了对老年患者烫伤后的紧急处理方法,介绍了烫伤发生的程度。期望通过本节内容的学习,养老护理员能够对烫伤这一安全隐患的发生引起重视,熟练掌握烫伤后的处理方法。

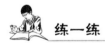 练一练

单选题

1．老年人发生烫伤时,冷疗法时应注意水温不能低于(　　　)℃。

    A. 0　　　　　　B. 3　　　　　　C. 5　　　　　　D. 8

2．烫伤后应立即涂酱油(　　　)

    A. 不可以　　　B. 可以

3．老年热烫伤后,皮肤出现大小不等的水疱,初步可判断为(　　　)度烫伤。

    A. 〇　　　　　B. 一　　　　　C. 三　　　　　D. 二

（付春丽）

第 13 章　老年人照护用品的应用

【纲要概览】　为了提高失能老年人的生活自理能力及治疗的需要,常常需使用助行器等照护用品来辅助老年人转移及行走,照护用品的应用给失能老年人的生存质量提供了极大的支撑和帮助。养老护理员不仅要能够为失能老年人选择合适的助行器,还要教会他们如何正确合理使用。本章主要讲解轮椅和拐杖两种常见助行器的使用方法及注意事项。

第一节　拐杖的使用

【案例导入】　李某,男,79 岁,诊断为右侧基底节脑梗死恢复期,左侧肢体瘫痪,布氏偏瘫运动功能评定Ⅲ级,生活不能自理,主动性差,依赖他人,住院期间养老护理员小张负责照顾他,照护过程中需要在护士的指导下使用拐杖协助其下地行走锻炼。

【问题评估】　左侧肢体瘫痪,无法自行行走,需要拐杖辅助。

【工作思考】　护理员应该如何教老年人正确使用拐杖辅助行走?

【工作与学习目标】

1. 了解老年人功能障碍程度,健患侧肢体,缺失功能及残存功能。

2. 掌握拐杖的正确使用方法及注意事项。

一、基础知识

1. 定义　帮助下肢功能障碍老年人减轻下肢负荷、辅助支撑体重、保持平衡和辅助稳定站立和行走的工具或设备称为助行器。拐杖是一种常见的助行器(图 13-1)。

2. 特征

(1)减轻下肢负荷,支持患者的体重。

(2)保持平衡。

(3)增强肌力。

(4)缓解疼痛,改善步态。

(5)辅助移动及行走。

(6)代偿畸形,用作探路器等。

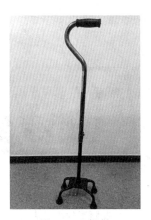

图 13-1　拐杖

二、操作流程及注意事项

1. **拐杖三点步行训练**　在失能老年人生命体征稳定后,经医生允许即可以使用拐杖辅助站立及行走训练。拐杖三点步行训练具体方法如下。

(1)用物准备:拐杖、保护腰带。

(2)护理员准备:服装整洁,七步洗手法洗净双手。

(3)环境准备:环境宽敞明亮、地面平坦、无积水。

(4)老年人准备:老年人着装合体、穿防滑鞋坐于椅子上。

(5)沟通评估:护理员向老年人解释训练内容(指导老年人进行拐杖的两点步行、三点步行、上下楼梯训练),取得老年人的配合,确定老年人肢体活动情况及健患侧有无其他不适。

(6)检查拐杖:把手有无松动,拐杖与地面接触的橡胶垫是否完整,调整手杖高度(护理员嘱老年人肘关节屈曲 20～30°,腕关节背伸,小脚趾前外侧 15cm 处至背伸手掌面的距离即为手杖的高度),调节高度的按钮是否锁紧。

(7)指导老年人健手拿拐杖,先伸出拐杖。

(8)再迈出患足(图 13-2)。

(9)最后迈出健足。

(10)护理员站在老年人患侧进行保护。

2. **拐杖两点步行训练**

(1)指导老年人健手拿拐杖,同时伸出拐杖和患足并支撑体重。

(2)再迈出健足。

(3)护理员站在老年人患侧进行保护。

3. **拐杖上楼梯训练**(图 13-3)。

(1)护理员为老年人进行上楼梯训练的讲解和示范。

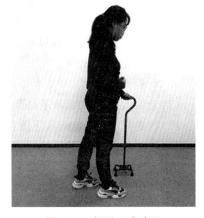

图 13-2　拐杖三点步行

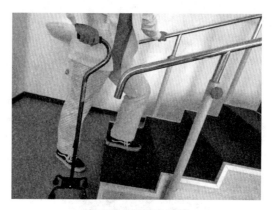

图 13-3　拐杖上楼梯
注:带阴影的腿是患腿

(2)护理员嘱老年人健手拄拐杖,患手扶楼梯扶手。

(3)先迈出健足,再上拐杖,最后迈出患足。

(4)护理员站在老年人患侧后方进行保护。

4. **拐杖下楼梯训练**(图13-4)。

(1)护理员为老年人进行下楼梯训练的讲解和示范。

(2)护理员嘱老年人健手沿扶手下移,然后拐杖下移。

(3)患侧下肢下移,最后健侧下肢下移。

(4)护理员站在老年人患侧前方进行保护。

(5)整理用物:操作完成后,护理员协助老年人取得舒适体位,整理好用物,洗净双手,并认真填好记录。

5. **操作要领**

(1)老年人拄拐杖时,肘关节应该弯曲 20°～30°,此时拐杖高度正好适合老年人,行走时老年人两肩要保持水平。

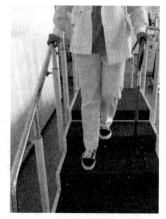

图 13-4　拐杖下楼梯
注:带阴影的腿是患腿

(2)老年人健侧手拿拐杖,上下楼梯要遵循的原则是:健侧先上,患侧先下的原则。

6. **注意事项**

(1)老年人的腕关节和手必须能支持体重才可以拄拐行走。

(2)行走过程中,老年人应该目视前方行走,采用正常的足跟先着地及足趾蹬地的步态。

(3)老年人使用四足拐杖时,应该将拐杖离自己身体的距离适当,避免行走时绊倒。

三、本 节 小 结

拐杖是失能老年人最常使用的助行器,而且应用起来简单便携。本节内容着重描述了使用拐杖辅助平地行走及上下楼梯的操作要点和使用原则,希望通过本节内容的学习,护理员能够严格遵守康复治疗师对拐杖的选择和步行的指导要求,并且能够指导老年人正确使用拐杖行走及上下楼梯。

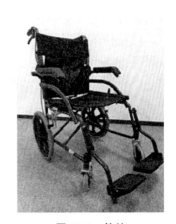

练一练

单选题

1. 拐杖高度适合老年人的话,肘关节应该屈曲( )
   A. 20°～30°   B. 10°   C. 150°～160°   D. 90°

2. 偏瘫老年人使用拐杖辅助行走时,应( )手拄拐杖。
   A. 患侧   B. 健侧   C. 左侧   D. 右侧

3. 偏瘫老年人拄拐杖上楼梯时,应该遵循( )腿先上楼梯的原则。
   A. 左侧   B. 右侧   C. 健侧   D. 患侧

第二节 轮椅的使用

【案例导入】 李某,女,70 岁,诊断为右侧偏瘫,肢体活动障碍,生活不能自理,主动性差,依赖他人,无法自己行走,住院期间由养老护理员小张负责照顾她,遵医嘱需要使用轮椅去放射科拍片。

【问题评估】 老年人无法自行行走,肢体活动障碍,需要使用轮椅。

【工作思考】 如何正确使用轮椅,护理员在搬运和转运过程中如何保证老年人的安全?

【工作与学习目标】

1. 熟悉应用轮椅的注意事项,避免对老年人造成二次伤害。

2. 掌握推轮椅平地走、上下坡、进出电梯、转弯及上下台阶的转运方法。

一、基 础 知 识

1. 定义 轮椅通常是指带有行走轮子的座椅,是辅助转移的重要助行器(图 13-5)。

2. 特征

(1)轮椅架:轮椅结构的核心部分,分为固定式和折叠式两种。

(2)轮:一对大轮和一对小轮,小轮在前,大轮在后。

(3)椅座及座垫:椅座的高、深、宽取决于老年人的体形,其材料质地也取决于病种。

(4)靠背:承托老年人背部,按其高度分为低靠背、中靠背、高靠背、高靠背加头托,靠背越高越安全,但活动会受限制。

图 13-5 轮椅

二、操作流程及注意事项

1. 平地推轮椅 平地推轮椅具体方法如下。

（1）用物准备：轮椅、小毛毯、软枕、记录单、笔、免洗洗手液。

（2）护理员准备：服装整洁，七步洗手法洗净双手。

（3）环境准备：环境宽敞明亮、无障碍物。

（4）老年人准备：老年人平卧于床面上。

（5）沟通评估：护理员向老年人解释轮椅转移的目的，取得老年人的配合，评估老年人身体状况，有无不适，确认老年人健侧肢体、患侧肢体和肢体活动能力。

（6）检查轮椅：检查把手、扶手、坐垫、靠背、轮胎、脚踏板、刹车是否完好。

（7）护理员站在轮椅后方。

（8）护理员两手扶助车把前进。

2. 推轮椅上坡（图13-6）

（1）护理员站在轮椅后方。

（2）护理员两手扶助车把前进，和平地推轮椅操作方法一样。

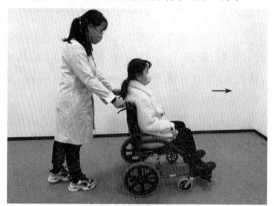

图13-6　推轮椅上坡

3. 推轮椅下坡（图13-7）

（1）护理员调转轮椅方向，护理员在前，轮椅在后。

（2）使轮椅倒退下行。

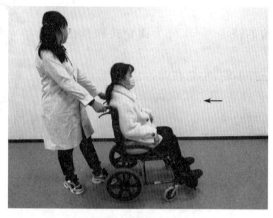

图13-7　推轮椅下坡

(3)护理员面对轮椅以便控制速度,保证老年人的安全。

4. 推轮椅进电梯

(1)老年人和护理员都背向电梯口,护理员在前,轮椅在后。

(2)进入电梯后,老年人和护理员调整方向,背向电梯口,拉好手刹,固定轮椅,等待电梯运行。

5. 推轮椅出电梯

(1)老年人和护理员都背向电梯口,松开刹车。

(2)出电梯时,护理员在前,轮椅在后。

6. 推轮椅转弯

(1)要靠右行驶,当接近人群或需要转弯时,护理员应给予老年人提示并减速慢性。

(2)如左转弯时,护理员左手轻拉住车把手,右手缓慢推动轮椅。

(3)护理员通过弧线调整方向,然后继续前行。

7. 推轮椅上台阶

(1)护理员将轮椅正对台阶,轮椅在前,护理员在后。

(2)护理员踩下后倾杆,轮椅后倾,将轮椅前轮移上台阶。

(3)最后护理员将轮椅后轮移上台阶。

8. 推轮椅下台阶

(1)护理员将轮椅背对台阶,护理员在前,轮椅在后。

(2)护理员将轮椅后轮移下台阶。

(3)最后护理员将轮椅前轮移下台阶。

9. 协助老年人从轮椅上床(图 13-8)

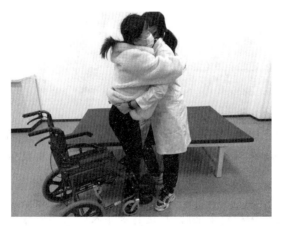

图 13-8　协助老年人从轮椅上床

(1)护理员将轮椅推至床旁与床成 30°～45°,使老年人健侧靠床边,拉好刹车,固定轮椅,收起脚踏板。

(2)护理员让老年人双手放在其肩膀上,护理员双手抱住老年人腰部或拉住其腰带,用腿抵住其患侧膝盖,协助站立,使老年人缓慢旋转身体,同时嘱老年人健腿朝向床边迈一步,协助老年人坐在床上。

（3）最后护理员协助老年人躺下，帮助老年人盖好被子。

（4）整理用物：操作完成后，护理员整理好用物，洗净双手，并认真填好记录。

10．操作要领

（1）下坡时，要采用倒退下行的方法，护理员面对轮椅以便控制速度，以保证老年人安全。

（2）护理员推轮椅进出电梯时都要背向电梯口，等待电梯运行的时候护理员要固定好刹车，防止轮椅滑动。

（3）下台阶时，要采用倒退下行的方法，避免轮椅跌落台阶。

11．注意事项

（1）老年人每次坐轮椅时间不可过长，每隔 30 分钟护理员要协助其变换体位，避免老年人臀部长期受压，造成压疮。

（2）天气寒冷外出时，护理员注意在老年人腿上盖毛毯来保暖；外出时，根据老年人需求协助饮水。

（3）护理员使用轮椅转运老年人过程中要控制好速度，需要随时询问老年人感受，避免发生头晕、恶心等情况发生。

三、本 节 小 结

轮椅是护理人员辅助失能老年人转移的重要辅助器具，是失能老年人生活中必不可少的助行器之一。本节内容着重描述了护理员推轮椅平地走、上下坡、进出电梯、转弯及上下台阶时的操作技巧及注意事项，希望通过本节内容的学习，护理员能够正确地操作轮椅，熟悉应用轮椅的注意事项，避免在转运过程中对老年人造成二次伤害，在运送过程中保证老年人的生命安全。

 练一练

单选题

1. 护理员推轮椅下坡时要（　　）下行
   A. 倒退　　　　B. 前进　　　　C. 护理员在后　　　　D. 轮椅在前

2. 老年人每次坐轮椅时间不可过长，每隔（　　）min 协助变换体位，避免臀部长期受压，造成压疮
   A. 20　　　　B. 30　　　　C. 60　　　　D. 120

3. 协助老年人从轮椅转移到床上时，应该将老年人（　　）侧靠近床边
   A. 健　　　　B. 患　　　　C. 左　　　　D. 右

第三节　为偏瘫老年人摆放轮椅进食体位

【案例导入】　患者李某，男，69 岁，诊断为左侧肢体瘫痪，处于恢复期，生活不能自理，住院期间护理员小张负责照顾他。午饭时间到了，小张要为李某摆放轮椅进食体位。

【问题评估】　李某左侧肢体瘫痪,无法自行下床活动。

【工作思考】　护理员应如何帮助老年人摆放轮椅进食体位?

【工作与学习目标】

1. 了解老年人功能障碍程度,健患侧肢体,缺失功能及残存功能。

2. 掌握为偏瘫老年人摆放轮椅进食体位的正确方法。

一、基础知识

1. 定义　由于失能老年人生活无法自理,进食最好坐位进行,所以需要护理员将老年人从病床仰卧位辅助转移到轮椅上坐位进食(图 13-9)。

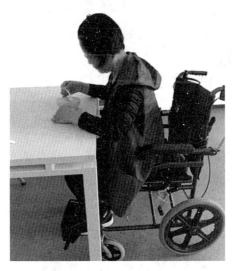

图 13-9　轮椅进食体位

2. 特征

(1)使用之前检查餐桌、轮椅扶手、坐垫、刹车轮、安全带、脚踏板、轮胎充气等是否完好。

(2)根据老年人肢体活动情况,将轮椅进行正确摆放。

(3)协助老年人坐起、站立、转移到轮椅,做好准备进餐。

二、操作流程及注意事项

1. 操作流程　为偏瘫老年人摆放轮椅进食体位的具体方法如下。

(1)用物准备:轮椅、靠垫、食物、餐桌、毛巾。

(2)护理员准备:服装整洁,七步洗手法洗净双手。

(3)环境准备:环境整洁、温湿度适宜、无异味。

(4)老年人准备:老年人平卧于床上。

(5)沟通评估:护理员向老年人说明进食的时间、种类、体位,询问有无特殊要求,沟通语言得当、态度亲切,询问老年人有无不适,是否需要排便。护理员评估老年人的身心情况及自理合理程度,肢体活动度,身体有无留置管道,有无餐前用药,老年人有无义齿。

(6)检查轮椅、餐桌:检查餐桌及轮椅的把手、扶手、坐垫、靠背、轮胎、脚踏板、刹车是否完好。

(7)护理员要根据老年人肢体活动情况,将轮椅进行正确摆放,将轮椅放置到老年人的健侧肢体旁边,使轮椅与床成30~45°,固定刹车,抬起脚踏板(图13-10)。

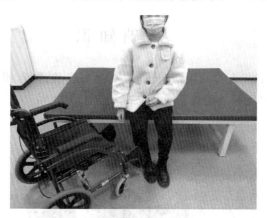

图13-10 轮椅摆放位置

(8)护理员站在老年人患侧,放下床挡,打开被子,嘱老年人健手握住患手放在胸前,老年人健侧下肢屈曲,护理员一手放在老年人肩部,一手置于老年人髋部,协助老年人向患侧翻身(图13-11)。

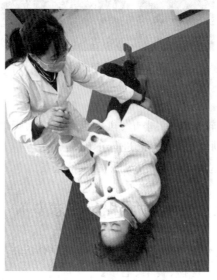

图13-11 协助老年人翻身

(9)将老年人的双下肢移到床边、穿鞋,护理员左手扶托老年人肩颈部,右手放于老年人髋部,扶老年人坐起(图13-12)。

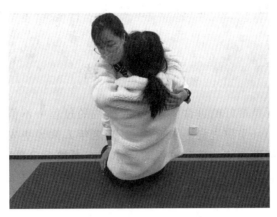

图 13-12　协助老年人坐起

（10）护理员嘱老年人用健侧手握住患侧手环抱住护理员肩颈部,护理员两腿成弓步,用膝盖抵住老年人患侧肢体,双手环抱老年人腰背部或抓住老年人腰带,用双腿力量协助老年人站立。

（11）护理员用一侧膝关节抵住老年人患侧膝关节,让老年人用健侧腿迈向轮椅,以护理员身体为轴,协助老年人向健侧旋转坐到轮椅上,护理员协助老年人靠近椅背坐好,背部放靠垫,腰部系安全带,放平踏板,协助老年人把脚置于脚踏板上,使老年人患侧上肢处于功能位,垫好软垫,准备进餐(图 13-13)。

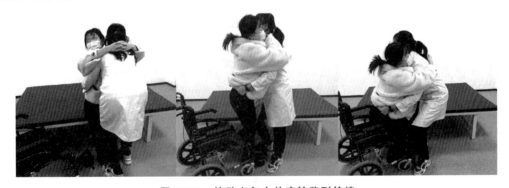

图 13-13　协助老年人从床转移到轮椅

2. 操作要领

（1）护理员要将轮椅进行正确摆放,放置到老年人的健侧肢体旁边,轮椅与床成 30-45°,固定刹车,抬起脚踏板。

（2）协助老年人站立时护理员两腿成弓步,用膝盖抵住老年人患侧肢体,双手环抱老年人腰背部或抓住老年人腰带,防止出现跌倒现象。

3. 注意事项

（1）护理员协助老年人摆放体位前应做好评估,评估老年人的身心情况及自理程度,肢体活动度,健患侧肢体,身体有无留置管道,有无餐前用药,老年人有无义齿等。

（2）护理员协助摆放体位时,动作一定要轻稳,保证老年人安全。

（3）使用前护理员要检查餐桌、轮椅扶手、坐垫、刹车轮、安全带、脚踏板、轮胎充气等是否完好。

三、本节小结

坐位对于老年人来说是最好的进食体位,摆放体位的过程中不但锻炼了老年人的肢体活动,提高了他们的自信,而且坐位进食不易呛咳,对于老年人来说更安全。本节内容着重描述了为偏瘫老年人摆放轮椅进食体位整个过程的操作要点及注意事项,希望通过本节内容的学习,护理员能够独立为偏瘫老年人摆放轮椅进食体位,并在此过程中保护老年人安全。

 练一练

单选题

1. 轮椅摆放应在老年人（　　　）侧
   A. 健　　　　　　B. 患　　　　　　C. 左　　　　　　D. 右

2. 将轮椅进行正确摆放,放置到老年人的健侧肢体旁边,轮椅与床成（　　　）,固定刹车,抬起脚踏板
   A. 20°　　　　　B. 30°～45°　　　C. 60°　　　　　D. 90°

（王婧宇）

第14章 失能老年人的康复锻炼

【纲要概览】 老年人是脑血管疾病的高发人群,肢体随意运动的丧失或减弱是脑血管疾病的一大症状,如何才能让失能老年人尽早生活自理,减轻对他人的依赖呢? 答案就是要尽早进行康复锻炼。本章我们将着重讲解一些简单实用的针对于失能老年人的康复锻炼的方法,包括肢体的被动活动,关节活动,指导肢体障碍老年人进行床上翻身训练,以及穿脱衣服训练。

第一节 肢体障碍老年人的翻身训练

【案例导入】 患者李某,男,79 岁,诊断为脑出血,左侧肢体瘫痪,生活无法自理,依赖他人,住院期间护理员小张负责照顾他。为了防止骨突出长期受压形成压疮,护理员需要帮助老年人翻身。

【问题评估】 左侧肢体瘫痪,随意运动丧失。

【工作思考】 护理员应如何协助偏瘫老年人进行翻身训练呢? 偏瘫老年人向两侧翻身方法一样吗?

【工作与学习目标】

1. 了解失能老年人的肢体活动情况,健患侧肢体,残余功能和缺失功能。

2. 掌握、指导、协助失能老年人向身体健侧、患侧翻身的技巧、方法及了解翻身训练的目的:训练躯干旋转、缓解痉挛、提高生活自理能力,改善患侧肢体的运动功能,防止压疮等并发症的发生。

一、基础知识

1. 定义 偏瘫老年人翻身训练分为向健侧翻身和向患侧翻身,两种方式中向患侧翻身比较容易。

2. 原因 失能老年人长期卧床制动会导致各种并发症的发生,尤其是骨突出部位容易形成压疮,还常常会有肌肉萎缩、下肢深静脉血栓等的发生,从而会影响老年人的心理健康及康复进程,所以帮助老年人增强随意活动至关重要,先从简单的翻身训练开始。

3.特征

(1)向患侧翻身。

(2)向健侧翻身。

二、操作流程及注意事项

1.操作流程　向患侧翻身具体方法如下。

(1)用物准备:毛巾、记录单、笔、免洗洗手液、软枕头。

(2)护理员准备:服装整洁,七步洗手法洗净双手。

(3)环境准备:环境整洁、温湿度适宜、无异味。

(4)老年人准备:老年人平卧于床上。

(5)沟通评估:护理员向老年人解释训练内容(向健侧、患侧翻身)、时间(每日 2～3 次,每次 10～30min)、目的(训练躯干旋转、缓解痉挛、提高生活自理能力,改善患侧肢体的运动功能,防止并发症),取得老年人的配合。

(6)老年人健手握住患手,健腿屈髋、屈膝,脚底平放于床面,健侧上肢带动患侧上肢伸肘上举大于 90°或指向天花板(图 14-1)。

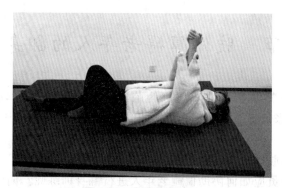

图 14-1　向患侧翻身 1

(7)健侧上肢带动患侧上肢左右摆动 2～3 次,上肢摆动的同时,曲颈向患侧转动头部,利用摆动的惯性转动躯干,完成肩胛带、骨盆的运动(图 14-2)。

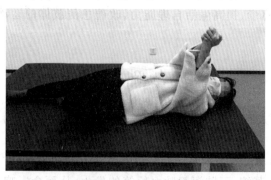

图 14-2　向患侧翻身 2

（8）健侧腿用力蹬床,健侧腿跨过患侧腿,完成向患侧翻身动作(图 14-3)。

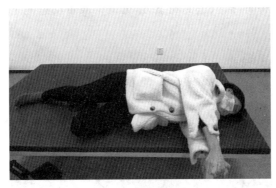

图 14-3　向患侧翻身 3

2. 向健侧翻身

（1）老年人健手握住患手,健侧上肢带动患侧上肢伸肘上举大于 90°或指向天花板,健侧下肢屈曲,插入患侧腿下方(图 14-4)。

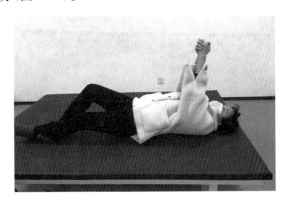

图 14-4　向健侧翻身 1

（2）健侧上肢带动患侧上肢左右摆动 2～3 次,上肢摆动的同时,曲颈向健侧转动头部,依靠躯干的旋转,带动骨盆转向健侧,同时利用健侧下肢伸膝的力量带动患侧身体完成向健侧的翻身动作(图 14-5)。

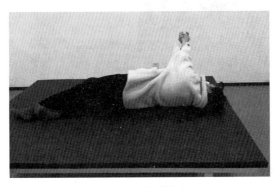

图 14-5　向健侧翻身 2

3. 床上移动——横向移动

（1）老年人健侧下肢屈曲，插入患侧腿下方，健侧下肢带动患侧下肢向健侧移动（图 14-6）。

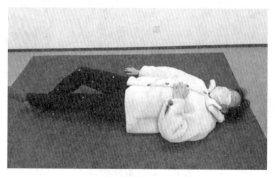

图 14-6　床上横向移动 1

（2）健侧下肢从患侧下肢抽出并屈髋、屈膝，抬起臀部移向健侧（图 14-7）。

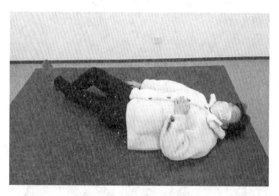

图 14-7　床上横向移动 2

（3）以头部和臀部为支撑，将躯干移向健侧，完成整个活动过程（图 14-8）。

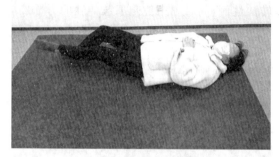

图 14-8　床上横向移动 3

4. 床上移动——纵向移动

（1）老年人健侧下肢屈膝、屈髋，足平放于床面（图 14-9）。

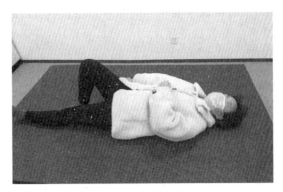

图 14-9　床上纵向移动 1

（2）以健足和肘关节为支撑，抬起臀部向上移动身体，完成整个活动过程（图 14-10）。

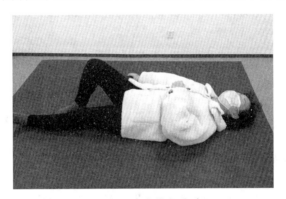

图 14-10　床上纵向移动 2

（3）整理用物：操作完成后，护理员协助老年人取得舒适体位，整理好用物，洗净双手，并认真填好记录。

5．操作要领

（1）老年人首次不能完成时，养老护理员要辅助其完成，以增强老年人康复锻炼的信心。

（2）护理员要教会老年人正确利用自己的健侧肢体，健侧上肢带动患侧上肢翻身，向健侧翻身时，健侧下肢勾患侧下肢；向患侧翻身时，健侧下肢用力蹬床。

6．注意事项

（1）向患侧翻身时，老年人的患侧上肢应置于身体前方，稍外展，防止患侧肢体受压。

（2）翻身训练的过程中，养老护理员应站在老年人的患侧保护老年人。

（3）训练时注意防止用力过大诱发肢体痉挛。

三、本 节 小 结

床上活动训练是最基本的日常生活活动训练。在训练的过程中要充分发挥失能老年人主观能动性，提高其自信心，重建独立生活的激情。调动并挖掘其潜力，达到生活自理或把依赖他人降低到最低限度。尽最大可能改善老年人的躯体功能。本节内容着重描述了一些最基本的床上活动训练,护理员要牢牢掌握这些床上活动的技巧方法,要正确指导失能老年人使用自己的肢体,避免出现二次损伤。

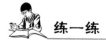 **练一练**

单选题

1. 失能老年人向健侧翻身和向患侧翻身相比较(　　　)
   A. 难　　　　　B. 容易　　　　　C. 一样　　　　　D. 以上都不正确

2. 失能老年人在进行床上活动训练时,护理员应站在(　　　)侧保护
   A. 健　　　　　B. 患　　　　　C. 左　　　　　D. 右

3. 向患侧翻身时,患侧上肢应置于身体(　　　),稍外展,防止患侧肢体受压
   A. 下方　　　　B. 上方　　　　C. 前方　　　　D. 后方

第二节　关节活动方法

【案例导入】　王某,男,66岁,脑梗死恢复期,住院期间护理员小张负责照顾他。由于长期卧床,王某的左侧肢体各个关节因组织粘连、肌肉痉挛等多种因素导致关节功能障碍,医生让小张平时多帮助王某做一些关节活动来改善目前的症状。

【问题评估】　长期卧床导致的关节活动障碍。

【工作思考】　护理员应如何帮助王某做一些简单的关节活动训练?

【工作与学习目标】

1. 了解失能老年人的肢体功能情况,了解关节的构造、活动、类型等基本的解剖学知识及各个关节相应的活动方向及最大活动度。

2. 熟悉肩、肘、腕、髋、膝、踝六大关节的活动手法。

一、基础知识

1. 定义　关节活动技术是指利用各种方法来维持和恢复因组织粘连或肌肉痉挛等多种因素所导致的关节功能障碍的康复治疗技术。关节活动技术包括手法技术、利用设备的机械技术及利用患者自身体重、肢体位置和强制运动的训练技术。本节主要讲解关节活动的手法技术。

2. 原因　组织粘连、肌肉痉挛等多种因素会导致关节活动受限。

3. 特征

(1)主动运动。

(2)助力运动。

(3)被动运动。

(4)持续性被动活动。

二、操作流程及注意事项

1. 操作流程 肩关节活动技术具体方法如下。

(1)用物准备:毛巾、记录单、笔、免洗洗手液、软枕头。

(2)护理员准备:服装整洁,七步洗手法洗净双手。

(3)环境准备:环境整洁、温湿度适宜、无异味。

(4)老年人准备:老年人平卧于床上。

(5)沟通评估:护理员向老年人解释活动内容(关节活动)、时间(每日 2~3 次,每次 30min 左右)、目的(提高生活自理能力,改善患侧肢体的运动功能,防止并发症),取得老年人的配合。

(6)肩前屈:失能老年人仰卧位,护理员一手托住其肘部,一手固定其肩部,将上肢抬离床面并继续活动其上肢,直到肩前屈达到最大范围或前臂在头上方再次接触床面(图 14-11)。

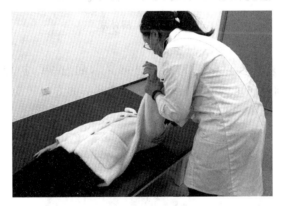

图 14-11 肩前屈

(7)肩后伸:失能老年人侧卧位,护理员站其背后,一手托住前臂,一手放在肩部,做后伸运动(图 14-12)。

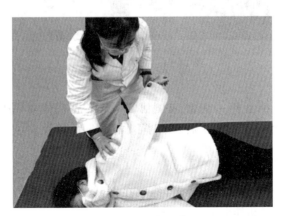

图 14-12 肩后伸

（8）肩外展：失能老年人仰卧位，活动侧肘关节屈曲，护理员站在床边，一手托住肘部，一手固定肩部，做上肢外展动作。在肩外展到 90°时，需要肩的外旋和肩胛骨的上旋才能完成全范围的外展（图 14-13）。

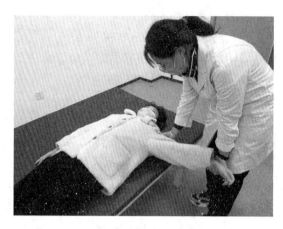

图 14-13　肩外展

（9）肩内旋和外旋：失能老年人仰卧位，肩外展 90°，屈肘 90°，护理员一手握住其肘部，一手握住腕关节上方，将前臂向足的方向转动（内旋）或向头的方向转动（外旋），这一运动可以在肩外展不同度数时完成（图 14-14）。

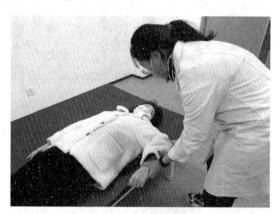

图 14-14　肩内旋或外旋

（10）肩胛骨活动：失能老年人俯卧或侧卧位，上肢放在体侧，护理员面向老年人站在床边，一手放在肩胛下角，一手放在肩部，两手同时将肩胛骨向上、下、内、外各方向活动（图 14-15）。

2.　肘关节活动技术

（1）肘屈伸：失能老年人仰卧位，上肢自然放在体侧，肘窝向上。护理员一手握住肘后部，一手握住前臂远端，做屈肘和伸肘运动（图 14-16）。

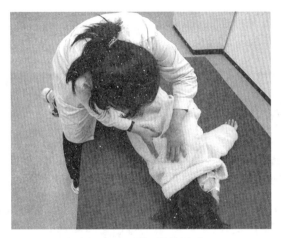

图 14-15　肩胛骨的活动

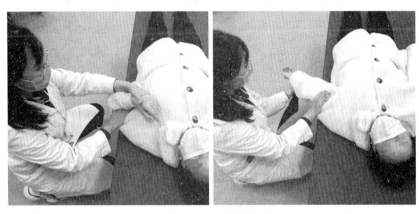

图 14-16　肘屈伸

（2）前臂旋转：失能老年人仰卧位，上肢放于体侧，屈肘 90°。护理员一手托住其肘后部，一手握住前臂远端，做前臂旋前（向内转动前臂）和旋后（向外转动前臂）运动（图 14-17）。

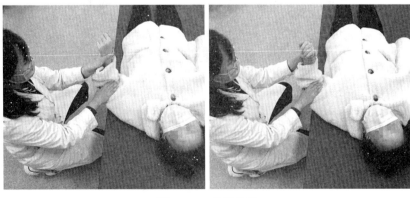

图 14-17　前臂旋转

3. **腕关节活动技术**（图 14-18）　失能老年人仰卧位，屈肘 90°，前臂中立位，护理员一手握住前臂远端，一手握住掌骨，分别做腕的掌屈、背伸、桡偏、尺偏运动及上述动作结合起来做腕的环绕运动。

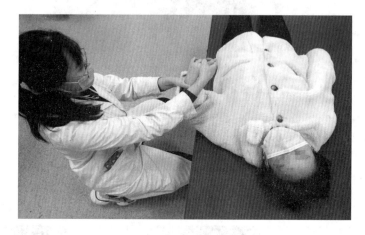

图 14-18　腕关节活动

4. **髋关节、膝关节活动技术**

（1）屈髋屈膝：失能老年人仰卧位，护理员站在一侧下肢旁，一手托住腘窝部，一手托住足跟，双手同时将下肢抬起，然后，托住腘窝的手放在膝关节外侧，做屈髋屈膝动作（图 14-19）。

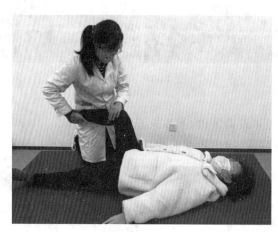

图 14-19　屈髋屈膝

（2）髋后伸：失能老年人侧卧位或俯卧位，下方下肢稍屈髋屈膝，上方下肢后伸。护理员站在其身后，一手放在上方下肢的膝部内侧托住下肢做髋的后伸，一手放在骨盆处固定骨盆（图 14-20）。

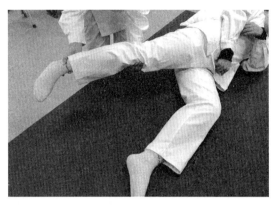

图 14-20　髋后伸

（3）髋外展：失能老年人仰卧位，下肢中立位，护理员站在患者下肢一侧，一手放在腘窝处托住大腿，一手放在踝关节后方托住小腿，双手同时做下肢的外展动作（图 14-21）。

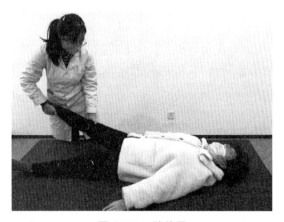

图 14-21　髋外展

（4）髋内旋或外旋：失能老年人仰卧位，护理员站在其下肢的一侧，一手放在小腿后方，将下肢托起至屈膝 90°，一手放在膝关节外侧，避免大腿外展。托起小腿的手将小腿向外（髋内旋）或向内（髋外旋）运动（图 14-22）。

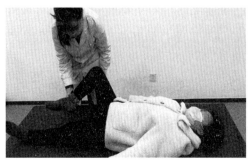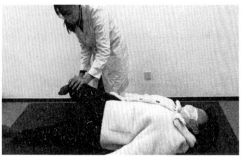

图 14-22　髋内旋或外旋

5. 踝关节活动技术

(1)踝背伸:失能老年人仰卧位,踝中立位。护理员站在患足外侧,上方手握住小腿远端,下方手托住足跟,前臂掌侧抵住足底。活动时下方手将足跟稍向远端牵引,同时前臂将足压向头端(图14-23)。

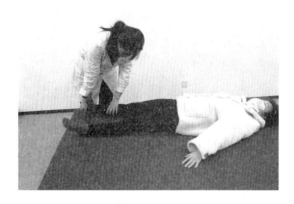

图14-23 踝背伸

(2)踝内翻或外翻:失能老年人仰卧位,踝中立位。护理员站在患足外侧,一手握住小腿远端,另一手拇指和其余4指分别握住足背及足底,内翻时将足跟向内侧转动,外翻时将足跟向外侧转动(图14-24)。

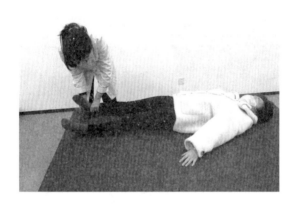

图14-24 踝内翻或外翻

(3)踝旋转:失能老年人仰卧位,踝中立位。护理员一手托住足跟,一手放在跗跖关节处。活动时上方手不动,下方手将距骨先向足底方向转动,后向足背方向转动(图14-25)。

6. 颈部关节活动技术(图14-26)

(1)老年人仰卧位,下肢伸展。

(2)护理员双手固定老年人头部两侧,依次做颈的基本动作。如前屈、后伸、侧屈、左右旋转活动。

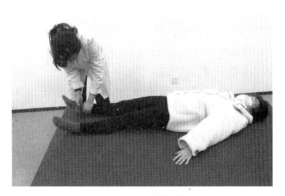

图 14-25　踝旋转

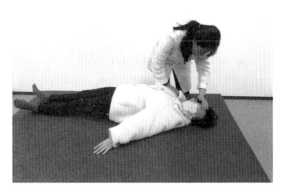

图 14-26　颈部关节活动

7. 腰部关节活动技术(图 14-27)

(1)老年人侧卧位,上面的下肢屈膝,下面的下肢伸直。

(2)护理员一手固定老年人上面的髋关节,另一只手放在同侧骨盆部位,使髋和骨盆向相反的方向旋转并停留数秒,以达到充分牵拉躯干的作用。

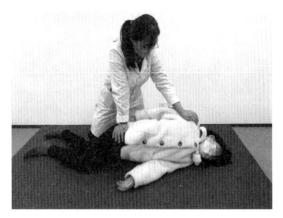

图 14-27　腰部关节活动

(3)整理用物:操作完成后,护理员协助老年人取得舒适体位,整理好用物,洗净双手,并认真填好记录。

8. 操作要领

(1)护理员动作要轻柔,不要用蛮力,每次 30min 左右,1 天 2～3 次。

(2)护理员要注意各个关节的最大活动角度,做关节活动切记不要超过关节的最大活动角度。

(3)护理员给老年人做不同关节的活动时要选择正确的体位来进行。

9. 注意事项

(1)出现以下情况停止活动:运动破坏愈合过程;运动造成该部位新的损伤;运动导致疼痛、炎症等症状加重。

(2)护理员要注意随时询问失能老年人的主观感受。

(3)肩关节是全身最灵活的关节,同样肢体瘫痪后肩关节也最容易发生脱位现象,护理员在做肩关节活动的时候尤其要注意力度的掌控。

三、本节小结

给失能老年人最简单的关节活动是护理员必备技能之一,也是康复锻炼的必备项目之一,关节活动训练对于失能老年人的康复非常有帮助。本节内容着重描述了各个关节活动时的操作要点,希望通过本节内容的学习,护理员能够独立正确地帮助失能老年人做关节活动,掌握正确的关节活动方法,保证老年人的安全。

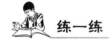 练一练

单选题

1. 全身最灵活的关节是(　　　)

　A. 肩关节　　　　B. 髋关节　　　　C. 肘关节　　　　D. 踝关节

2. 做髋关节后伸活动时,不宜采取(　　　)体位

　A. 侧卧位　　　B. 仰卧位　　　C. 俯卧位　　　D. 以上均不是

第三节　偏瘫老年人穿脱衣服训练

【案例导入】　张某,女,56 岁,诊断为右侧基底节脑梗死恢复期,左侧肢体瘫痪,左侧肢体随意运动减弱,养老护理员小张负责照顾她的日常生活,照护过程中需要协助、指导张某完成穿脱衣服训练。

【问题评估】　左侧肢体瘫痪,生活不能自理。

【工作思考】　养老护理员应如何提高老年人生活自理能力,指导失能老年人完成穿脱衣服训练?

【工作与学习目标】
1. 了解老年人功能障碍程度,健患侧肢体缺失功能及残存功能。
2. 掌握穿脱衣服训练的方法。

一、基 础 知 识

1. 定义　偏瘫老年人利用健侧肢体独立完成穿脱衣服的过程叫作穿脱衣服训练。
2. 特征　穿脱开襟上衣、穿脱套头上衣、穿脱裤子。

二、操作流程及注意事项

1. 操作流程　偏瘫老年人穿前开襟的衣服具体方法如下(图 14-28)。

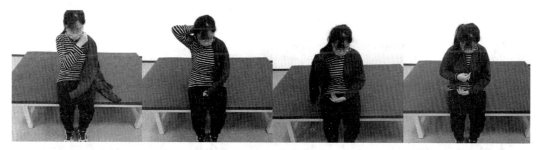

图 14-28　穿前开襟上衣

(1)用物准备:宽松的开襟上衣、记录单、笔、免洗洗手液。
(2)护理员准备:服装整洁,七步洗手法洗净双手。
(3)环境准备:环境整洁、温湿度适宜、无异味。
(4)老年人准备:老年人平卧于床上。
(5)沟通评估:护理员向老年人解释训练内容(穿脱衣服训练),取得老年人的配合,确认健侧、患侧肢体,肢体活动能力。
(6)示范讲解:护理员耐心地向老年人讲解穿脱衣服的每一步操作要点,为老年人进行示范,穿衣服时先穿患侧,脱衣服时先脱健侧,观察老年人反应,得到老年人反馈后,开始指导穿脱衣服训练。
(7)偏瘫老年人将衣服置于膝关节上,分清衣服前后、衣领、袖笼等。
(8)将患手插入同侧衣袖内,用健手将衣领向上拉至患侧肩。
(9)健手由颈后部抓住衣领拉至健侧肩部,再将健手插入另一衣袖中。
(10)健手系好纽扣并整理好衣服。
2. 偏瘫老年人脱前开襟的衣服(图 14-29)
(1)偏瘫老年人健手解开上衣扣子。
(2)健手脱掉整个衣袖。
(3)健手再将患侧衣袖脱出,完成脱衣动作。

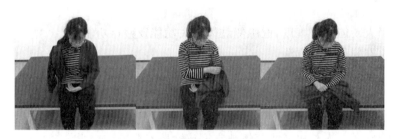

图 14-29　脱前开襟上衣

3. 偏瘫老年人穿套头的衣服（图 14-30）

(1) 偏瘫老年人将衣服置于膝关节上，分清衣服前后、衣领、袖笼等。

(2) 将患手插入同侧衣袖内，并将手腕伸出衣袖。

(3) 将健手插入另一个衣袖中，并将整个前臂伸出袖口。

(4) 健手将衣服尽可能拉向患侧肩部。

(5) 将头套入领口并伸出，并整理好衣服。

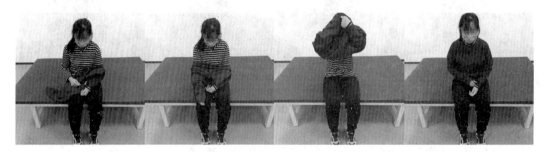

图 14-30　穿套头上衣

4. 偏瘫老年人脱套头的衣服

(1) 偏瘫老年人健手抓住衣衫后领向上拉。

(2) 在背部从头脱出，随之脱出健侧衣袖。

(3) 最后脱出患侧衣袖，完成脱衣动作。

5. 偏瘫老年人穿裤子（图 14-31）

(1) 偏瘫老年人坐起，将患腿屈膝屈髋，放在健腿上。

(2) 患腿穿上裤腿后拉至膝盖上方，以同样的方法穿健腿裤子。

(3) 偏瘫老年人躺下，蹬起健腿抬起臀部，将裤子提至腰部。

(4) 系好扣子，系好腰带并整理。

6. 偏瘫老年人脱裤子

(1) 脱的顺序和穿相反，只需躺着就可以用健脚将患侧裤腿脱下。

(2) 操作完成后，护理员协助老年人取得舒适体位，整理好用物，洗净双手，并认真填好记录。

7. 操作要领

(1) 偏瘫老年人穿前开襟上衣：坐位，先穿患侧，后穿健侧。

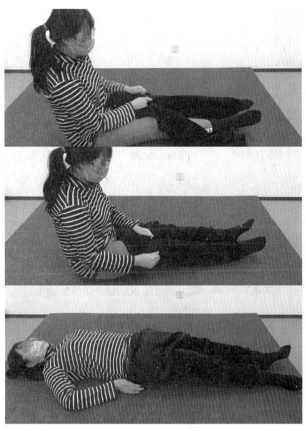

图 14-31　穿裤子

（2）偏瘫老年人脱前开襟上衣：与穿衣相反，先脱健侧，再脱患侧。

（3）偏瘫老年人穿套头上衣：坐位，先穿患侧，后穿健侧。

（4）偏瘫老年人脱套头上衣：与穿衣相反，先脱健侧，后脱患侧。

（5）偏瘫老年人穿裤子：先穿患侧，后穿健侧。

（6）偏瘫老年人脱裤子：脱的顺序和穿相反，只需躺着就可以用健脚将患侧裤腿脱下。

8. **注意事项**

（1）在进行穿脱衣服训练时，护理员可将复杂的动作分解成若干单一动作，循序渐进，持之以恒。

（2）依据老年人每日训练的实际情况，适当给予协助，但不可催促，不可代替。

三、本节小结

实现穿脱衣服的自理对于失能老年人重返家庭至关重要，不仅增加自己康复的自信，还能减轻对他人的依赖。本节内容着重描述了穿脱开襟上衣、套头衣服和裤子的操作步骤和注意事项，希望通过本节内容的学习，护理员能够独立指导失能老年人进行正确的穿脱衣服训练，帮助失能老年人早日回归家庭和社会。

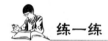

单选题

1. 穿衣服时要先穿哪一侧（　　　）
   A. 患侧　　　　　B. 健侧　　　　　C. 左侧　　　　　D. 右侧
2. 脱上衣训练时应该先脱哪一侧（　　　）
   A. 患侧　　　　　B. 健侧　　　　　C. 左侧　　　　　D. 右侧

附 件 一

老年人失能预防核心信息

　　失能是老年人体力与脑力的下降和外在环境综合作用的结果。引起老年人失能的危险因素包括衰弱、肌少症、营养不良、视力下降、听力下降、失智等老年综合征和急慢性疾病。不适合老年人的环境和照护等也会引起和加重老年人失能。积极预防失能，对提升老年人的生活质量，减轻家庭和社会的照护负担具有重要意义。

　　1. 提高老年人健康素养。正确认识衰老，树立积极的老龄观，通过科学、权威的渠道获取健康知识和技能，慎重选用保健品和家用医疗器械。

　　2. 改善营养状况。合理膳食、均衡营养，定期参加营养状况筛查与评估，接受专业营养指导，营养不良的老年人应当遵医嘱使用营养补充剂。

　　3. 改善骨骼肌肉功能。鼓励户外活动，进行适当的体育锻炼，增强平衡力、耐力、灵活性和肌肉强度。

　　4. 进行预防接种。建议老年人定期注射肺炎球菌疫苗和带状疱疹疫苗，流感流行季前在医生的指导下接种流感疫苗。

　　5. 预防跌倒。增强防跌意识，学习防跌常识，参加跌倒风险评估，积极干预风险因素。

　　6. 关注心理健康。保持良好心态，学会自我调适，识别焦虑、抑郁等不良情绪和痴呆早期表现，积极寻求帮助。

　　7. 维护社会功能。多参加社交活动，丰富老年生活，避免社会隔离。

　　8. 管理老年常见疾病及老年综合征。定期体检，管理血压、血糖和血脂等，早期发现和干预心脑血管病、骨关节病、慢阻肺等老年常见疾病和老年综合征。

　　9. 科学合理用药。遵医嘱用药，了解适应证、禁忌证，关注多重用药，用药期间出现不良反应及时就诊。

　　10. 避免绝对静养。提倡老年人坚持进行力所能及的体力活动，避免长期卧床、受伤和术后的绝对静养造成的"废用综合征"。

　　11. 重视功能康复。重视康复治疗与训练，合理配置和使用辅助器具，使之起到改善和代偿功能的作用。

12. 早期识别失能高危人群。高龄、新近出院或功能下降的老年人应当接受老年综合评估服务,有明显认知功能和运动功能减退的老年人要尽早就诊。

13. 尊重老年人的养老意愿。尽量居住在熟悉的环境里,根据自己的意愿选择居住场所和照护人员。

14. 重视生活环境安全。对社区、家庭进行适老化改造。注意水、电、气等设施的安全,安装和维护报警装置。

15. 提高照护能力。向照护人员提供专业照护培训和支持服务,对照护人员进行心理关怀和干预。

16. 营造老年人的友好氛围。关注老年人健康,传承尊老爱老敬老的传统美德,建设老年人的友好社会环境。

（王婧宇）

第15章　老年人终末期安宁疗护相关知识

【纲要概览】　当老年人疾病进入终末期且治疗无效果,或者身体功能日益衰退时,就进入了临终阶段。临终是一种特殊类型的生活,我们应该正确认识并尊重老年人终末期的生活价值,维护和尊重临终者的尊严。护理员通过对老年人提供身体、心理、精神等方面的照料,来提高老年人的生命质量,帮助老年人舒适、安详、有尊严地离世。本章我们将着重讲解安宁疗护的相关知识。

【案例导入】　王奶奶,69岁,被诊断为脑瘤晚期,因为姐姐也是患同种病去世的,她不想也不敢接受手术,最终选择了保守治疗。近期沉默寡言,不愿意见任何人,经常自己偷偷地抹眼泪。

【问题评估】　颅内压升高而引起头痛;情绪低落,老年人心理状态处于忧郁期。

【工作思考】　护理员应如何给终末期老年人提供生活照料及心理护理?

【工作与学习目标】

1. 熟悉安宁疗护的概念。

2. 掌握临终老年人的心理变化及护理。

一、基 础 知 识

1. 相关定义

(1)终末期老年人:指老年人的病情不断恶化,以现在的医学技术无法缓解,预计存活期3~6个月。

(2)生命质量:指的是人们对于自己生活状况的感受和理解,它包括许多内容,如个人的生理健康、心理素质、社会关系、个人信念等。

(3)哀伤期:指人在失去亲人时所面临的境况,这境况既是一种状态,也是一个过程。

(4)灵性照护:指倾听终末期老年人的灵性需求(个人认为有意义的事情);可以帮助他们处理未完成的事务,完成心愿;可以陪伴,共同面对;可以帮助他们与他人建立并维持和谐的关系;可以尊重患者的宗教信仰,让他们从中获得力量等。

2. 安宁疗护

(1)概念:指为疾病终末期或老年患者提供身体、心理、精神等方面的照料,通过团队协作控制痛苦和不适症状,提高生命质量,帮助患者舒适、安详、有尊严地离世。

(2)目的:让每个进入生命终末期的人都能得到充分的关爱和照料;同时对其家属给予社

会心理支持,提供特别服务,即帮助他们能够在尽量短的时间内重新回归社会,平安地度过亲人离世的衰伤期。

(3)原则:以临终者为中心;关注临终者的舒适和尊严;不再以治疗疾病为首要目的;接受不可避免的死亡;不加速也不延缓死亡。

(4)服务对象

1)处于生命终末期的患者或老年人。

2)临终者的家属及其至亲朋好友。

(5)具体内容

1)控制临终者的疼痛及其他症状。

2)舒适照护。

3)心理、精神、社会支持。

(6)宗旨:提供"四全"照顾理念。

1)全人照顾:身(躯体)、心(心理和情绪)、灵(精神或精神状态)完整照顾,而非只针对某一疾病症状。

2)全家照顾:不只关心临终者,也关心照顾其家属。

3)全程照顾:不只照顾临终者到死亡,也帮助家属度过悲伤期。

4)全队照顾:结合医师、护理师、社会工作者、志愿工作者、宗教人员等相关人员共同照顾患者及家属。

二、老年人终末期舒适照护

1. 评估与观察要点

(1)评估体温、脉搏、呼吸、血压、意识清晰程度。

(2)评估有无疼痛、呼吸困难、恶心呕吐、睡眠障碍等症状。

(3)评估文化习俗、信仰、对死亡的态度及情绪表现。

(4)评估心理需求、有无未完成的心愿,家庭状况等。

2. 护理要点

(1)提供温馨、舒适的环境,保持室内空气清新、温湿度及光线适宜。

(2)对症处理疼痛、呼吸困难、咳嗽咳痰、恶心呕吐、口干、腹胀、便秘、尿潴留、发热、睡眠障碍等症状。

(3)协助老年人采取舒适体位,穿着舒适、宽松、穿脱方便的服饰,给予生活护理,满足基本生理需要。

(4)尊重老年人文化习俗和信仰,主动了解其在生活和饮食方面的禁忌。

(5)鼓励老年人表述内心的恐惧和不安,通过陪伴、倾听及播放音乐等方法增强安全感,减轻不适。

(6)鼓励亲友陪伴并参与生活护理,组织家庭聚会,与老年临终患者共同回忆生命历程。

3. 注意事项

(1)尊重老年临终患者的隐私、文化习俗及信仰。

(2)充分重视老年临终患者的个人需求。

（3）观察药物的疗效及不良反应。

三、老年人终末期的心理变化及护理

美国临床心理学家,临终心理学的创始人库伯·罗斯(Kubler Ross)将身患绝症的老年人心理反应过程总结为五个阶段:否认期、愤怒期、协议期、忧郁期、接受期。

（1）否认期:老年人表现不承认自己患了不治之症或病情已恶化,认为可能是医生诊断错误,企图逃避现实。他们常说的话是:"不是我,一定是搞错了"。

1)此时护理员不要轻易揭露老年人回避现实的行为,但也不要欺骗老年人,应坦诚温和地回答老年人对病情的询问。

2)家属应经常陪伴在老年人身边,注意非语言交流,协助老年人满足心理方面的需要,让其感到并没有被抛弃,时刻感受到亲人的关心。

（2）愤怒期:老年人表现为已知病情,但不能理解,气愤命运捉弄自己和将失去的健康与生命。他们常会愤怒地想:"为什么偏偏是我?""老天太不公平!"

护理员及家属要帮助老年人充分地倾诉内心的愤恨和痛苦,并将老年人的发怒看成是一种有益健康的正常行为,应该认真倾听老年人的心理感受,并给予其宽容、关爱和理解。与在发怒的老年人沟通时,应注意语调和词汇。

（3）协议期:老年人承认已存在的事实,不再怨天尤人,为了延缓病情发展,会积极配合治疗,期待好的治疗效果。他们常常会表示:"如果能让我好起来,我一定会……"。

家属应当给予更多的关心,尽量满足老年人的要求。在交谈中,应鼓励老年人说出内心的感受,尊重老年人的信仰,减轻老年人的压力。

（4）忧郁期:老年人表现为意识到自己的疾病治疗无望,老年人已充分认识到自己逐步走向死亡时常沉默不语,抑郁寡欢,急于向家人交代后事,愿亲人守候。

1)护理员应多给予同情和照顾,对老年人进行合理的死亡教育。

2)安排亲朋好友见面、相聚,并尽量让家属陪伴在老年人身边。

3)严密观察老年人,预防自杀行为的发生。

（5）接受期:老年人常表现为感觉已完成人生的一切,重要事情已安排妥当。他对死亡不再恐惧和悲伤,情绪变得平静和安详。"我准备好了!""既然是我,那我就去面对吧。"

1)家属要多陪伴老年人和鼓励参与护理,使老年人心灵得到慰藉。

2)提供安静、舒适的环境,减少外界干扰。

3)护理员应积极主动帮助老年人了却未完成的心愿,继续给予关心和支持。

四、本 章 小 结

这个世界最无法否定的规律大概就是生命的衰亡,老年人应当真实地面对生命终点,同时我们需要倾听老年人内心的声音,关爱老年人每分每秒的生命。希望通过本章内容的学习,护理员为老年人及家属提供帮助,在减少老年人身体上痛苦的同时,更关注其内心感受,给予终末期老年人"灵性照护"。让患者有尊严地走完人生最后一段旅程。死者了无牵挂,生者还得坚强地继续自己的人生。

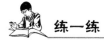 **练一练**

单选题

1. 安宁疗护的宗旨中，下列哪项是错误的（　　）
   A. 对家属提供心理支持　　　　　B. 满足患者的身心需求
   C. 注重提高生命质量　　　　　　D. 治疗为主，延长患者的生命

2. 老年人患癌症晚期，要求医生重新做全面检查，该心理反应处于（　　）
   A. 否认期　　　　B. 犹豫期　　　　C. 协议期　　　　D. 接受期

3. 安宁疗护是为（　　）提供生理、心理、社会的全面支持和照顾
   A. 临终老年人　　B. 临终老年人的家属　C. 临终老年人及家属　D. 病重老年人

（赵　萍）

第16章　养老护理机构的管理知识

【纲要概览】　养老机构的管理质量关系到老年人能否在养老机构安全养老、和谐养老、幸福养老,甚至关系到他们的生命和财产安全。以质量管理、信息网络和表格管理为主的机构建设把养老机构的大量管理工作标准化、规范化、信息化、有序化,使老年人能够在养老机构获得安全、舒适、周到的专业服务,也为养老机构提升市场竞争力奠定了基础。另外,管理信息、表格保存的大量工作记录对于高风险的养老服务还具有法律意义。当发生意外事故时,管理信息记录是调解矛盾和纠纷、明晰责任的有力事实依据。本章重点介绍我国养老机构分级评价标准及服务质量评价。

第一节　养老机构管理概述

【案例导入】　假如你是一个100张床位的养老院院长,你该如何管理?
【问题评估】　养老机构管理人员的内部管理、外部协调。
【工作思考】　护理员如何成长为优秀的养老机构管理人才?
【工作与学习目标】
1. 了解养老机构内部管理的原则、内容与方法。
2. 掌握我国养老机构管理评价标准。

一、政府对养老机构的管理

政府主要通过职能部门的行政监督和服务对养老机构进行管理和业务指导。养老机构的主要管理部门是民政部门,负责对养老机构的建设、服务、经营进行全面指导和管理;其他主要包括消防、卫生、税务、国土、环保和工商等相关政府职能部门,从行业角度对养老机构实施对应的技术指导和管理。

相关政府职能部门应依据国家、地方和行业政策法规及管理规范开展对养老机构的管理和业务指导工作,从而帮助养老机构规范服务标准、规避行业风险、提高服务质量。例如,民政部门依据《中华人民共和国老年人权益保障法》、《养老机构等级划分与评定》《老年人社会福利机构基本规范》《养老护理员国家职业标准》《养老机构服务质量基本规范》等政策法规对养老机构进行指导和管理。养老机构的从业者应当遵守行业的政策法规,在国家法规政策规定的范围内进行建设、经营和服务。

1. **管理内容**　养老机构从业人员应熟悉各相关政府部门的分工及管理职能,以便于顺利开展相关工作。

(1)民政部门:民政部门的管理内容涵盖了养老机构从筹建到日常管理的各个方面。主要有市、县福利院和乡镇敬老院的院长任命、领导班子考核和机构设置,专项建设资金、财务计划的审核与使用监督,乡镇敬老院运行经费和五保供养资金的拨付、审核及运行监督等;各类养老机构的筹建、审批、验收、登记和发证,日常服务业务的监督、指导与管理,考核、年审、评级和表彰,意外事故调查、纠纷调解处理等。

(2)卫生部门:卫生部门主要管理养老机构内设置的医务室(或附属医院)的审批、年审;医务人员(医生、护士、药剂师等)的执业资格注册、认证、职称评审和继续教育培训;医务人员服务过程的服务质量及医德医风监督;医疗护理事故或纠纷的调解、仲裁;食品卫生监督和卫生防疫等医疗服务行为。

(3)其他相关部门:国土部门负责养老机构新建、改建或扩建项目的土地审批、划拨,建设部门负责建筑设计、审批、施工及竣工验收管理。工商部门主管民营养老机构的工商注册、登记及经营监督。税务部门主管财务、税务监管,非营利养老机构税收减免、营利养老机构税务注册及征缴等。消防部门主管消防安全问题的监管与技术指导,并对合格机构发放消防安全许可证。文化和体育部门对老年文体活动进行备案监管。劳动部门主管劳动用工监督。环保部门主管污染排放及治理。公安部门主管治安及刑事犯罪等。

2. **管理方法**

(1)依法管理:政府主管部门应加强执法监督、深入调研,指导养老机构进行依法经营并结合地方实际制定相关的政策法规及管理办法,协助养老机构规范经营。

(2)分级管理:我国目前执行属地化分级管理,一级政府的主要管理部门对应主管一级养老机构。另外,为提升养老机构的管理层次和服务水平,国家和部分地方民政部门也发布了具有荣誉性的分级管理办法。目前,民政部 2019 年制定了《养老机构等级划分》标准,对养老机构实行星级管理,即将养老机构划分为 1~5 个星级。养老机构必须达到相应的星级标准且接受行业主管部门的监督与管理,方可取得并保持较高的星级荣誉,进而激励其改善老年人的住养条件、扩大改进服务内容、提高养老机构的服务质量。

(3)目标管理:政府主管部门依据实际情况可与养老机构负责人或法人签订目标责任书,制定福利院和农村敬老院的年度管理目标,主要包括服务、安全、质量、经济等方面目标,以促进养老机构提升服务和管理水平。

(4)行业协会管理:目前,为使政府更专注于规划养老产业的发展方向,发挥行业协会的服务与自律管理的功能,我国部分地区将政府部分职能委托或转移于行业协会。行业监管,一定程度上减轻了政府对养老机构管理的负担,也便于政府进行宏观管理与决策。

二、养老机构内部的管理

养老机构的管理必须明确管理目标、要求及任务的执行方法等问题。

1. 管理内容

(1)养老机构的内部管理按生产服务的要素可分为人、财、物三个方面的管理。

1)"人"的管理:主要可分为员工和入住老年人的管理。养老机构的服务对象及运营都依靠于人。所以人的管理在养老机构的内部管理中显得尤为重要。

员工管理:员工管理是养老机构管理的重点,直接关系到养老机构的生存与发展。养老机构内部员工的管理目标是提高员工的责任意识和工作积极性,提高养老服务质量。建议从以下三个方面进行员工管理:首先,做好护理人员的招聘、岗前及继续教育培训,严控"入口"关,提升服务技能。其次,定期对护理人员进行职业道德教育,从根本上改善护理人员的素质水平。此外,做好护理人员的考核工作,考评指标可进行量化评比。

入住老年人的管理:养老机构要对新入住的老年人进行入院登记、入院调防,做好入院须知,为每一位入住老年人建立一份个人健康档案或病历,实施有针对性、个体化的服务。管理主要目的是预防和减少意外伤害事件,保障老年人的居住安全。内容包括老年人入住与出院、日常生活护理照料、膳食和营养、医疗服务、入住安全和精神文化生活等方面的管理。建议有条件的养老机构采用"养老机构信息化综合管理系统软件",实行信息化管理。

2)"财"的管理:养老机构的财务管理主要有财务制度、财务计划、成本核算、资金分配、周转和财务监督等方面的管理。

3)"物"的管理:养老机构的物品管理主要是硬件、软件的建设、改造及维修,物品、设备的购买、使用、保管和维护等方面的管理。

(2)养老机构的内部管理按子系统类型可分为行政管理、业务管理和后勤服务管理三个方面的管理。

(3)养老机构的内部管理按服务对象常分为自理老年人和非自理老年人两类人群的管理。

(4)养老机构的内部管理按建设与经营过程分为建设申报、审批、注册登记和年度审核四个方面的管理。

2. 管理方法　面对人口老龄化的刚性需求,老年人入住养老机构的需求日趋增多,对服务质量的要求也逐渐增高,形成具有自己特色特长的管理方法,是养老机构提升市场竞争力的有力措施。

三、我国养老机构评价标准

我国的人口老龄化日趋严峻,养老机构是老年人社会化养老的主要方式之一。养老机构的服务质量与入住老年人的切身利益、自身的生存与发展息息相关。为此,2019年2月民政部发布了《养老机构等级划分与评定》的国家标准,对养老机构进行客观的等级评定,构建养老机构自愿参与、评定程序规范、标准尺度一致、评定结果互认的全国统一养老机构等级评定体系,不断提升养老机构服务水平。2019年12月,民政部又发布《养老机构顾客满意度测评》《养老服务常用图形符号及标志》《养老机构预防压疮服务规范》三项行业标准。这三项行业标准的发布,对养老机构满意度测评提供了依据,统一规范了养老机构使用的图形标志及符号,构建了预防老年人压疮风险的服务流程,提供养老机构相关管理的规范表格,从而提高养老机构规范化管理的水平。

本节主要介绍《养老机构等级划分与评定》的国家标准主要内容。

《养老机构等级划分与评定》标准共 118 条,除定义、范围、术语和规范性引用文件外,对养老机构等级划分与评定提出 102 条要求,主要内容包括等级划分与标志、申请等级评定要求与条件、等级评定、规范性附录。

1. 养老机构等级划分与标志　《养老机构等级划分与评定》标准规定,养老机构等级由五角星图案及其数量表示,从低到高依次为一级、二级、三级、四级、五级。级数越高,表示养老服务机构在环境、设施设备、运营管理、服务方面的综合能力越强。

2. 申请等级评定应满足的基本要求与条件　从养老机构的执业证明、空间配置、工作人员的要求或资质及运营管理与服务几个方面为申请等级评定建立了基准线;从各等级养老机构人员配比和资质、入住率基准线、硬件设施和服务提供设置要求为申请等级评定规划了差异性门槛。

3. 等级评定　该部分主要对等级评定的评定人员、评定方法、评定原则和评定提出要求,确保评定工作的有效、规范。按照标准第六章规定,为保证等级评定机会均等公正,养老机构可根据自身情况自愿的向评定机构申请参与评定。但受到刑事、行政处罚的养老机构应限制能够参与评定的范围。养老机构如对评定结果有异议,可书面申请复查,相关评定组织复查时应充分聆听养老机构陈述,如有需要可重新评价。

4. 规范性附录(养老机构等级评定内容与分值)　这是养老机构等级评定标准的主要内容,包括环境、运营管理、设施设备、服务四个分项及其次分项。总分 1000 分,包括环境 120 分、运营管理 150 分、设施设备 130 分和服务 600 分,并规定了每个评定项目的具体评定内容与分值。

(1)环境:从周边服务设施、交通便捷度、无障碍设计、公共信息图形标志、室内噪声水平、室内温度、室内光照质量共 7 个方面进行要求。

(2)运营管理:从人力资源管理、行政办公管理、财务管理、服务管理、后勤管理、安全管理、评价与改进共 7 个方面进行要求。

(3)设施设备:从居室、卫生间和洗浴空间、洗涤空间、接待空间、就餐空间、康复空间、评估空间、活动场所、医疗卫生用房、储物间、停车区域、心理咨询空间或社工工作室、电梯或升降移动装置和坡道共 13 个方面进行要求。

(4)服务:从出入院服务、膳食服务、生活照料服务、医疗护理服务、安宁服务、教育服务、洗涤服务、清洁卫生服务、居家上门服务、委托服务、康复服务、文化娱乐服务、精神或心理支持服务共 13 个方面进行要求。此外,该部分还对各次分项的打分区间进行了说明。

四、本 节 小 结

促进和规范养老服务产业从业人员的队伍建设,是提高养老服务机构服务水平,构建社会化养老服务体系的重要基础。本节内容着重介绍了我国养老机构管理的评价标准,希望通过本节内容的学习,护理员能够规范养老机构服务与管理,发展个人职业才能,促进养老服务事业快速发展。

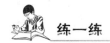

练一练

单选题

1. 按照生产服务要素进行分类养老机构管理主要包括(　　)
   A. 人、财、物　　　　　　　B. 行政、业务、后勤服务
   C. 自理与非自理老年人　　　D. 健康与患病老年人

2. 《养老机构等级划分与评定》标准规定,养老机构等级分为(　　)
   A. 三级　　　　　B. 四级　　　　　C. 五级　　　　　D. 六级

第二节　养老机构质量管理

【**案例导入**】　假设你是某养老机构的护理部门负责人,你如何做好养老机构内部的护理质量管理?

【**问题评估**】　养老机构内部的护理质量管理。

【**工作思考**】　护理员如何规范护理流程、提升服务质量?

【**工作与学习目标**】

1. 了解养老机构内部、外部质量管理机制。

2. 掌握我国养老机构服务质量评价标准。

一、养老机构内部质量管理

监督是养老机构管理的重要手段和内容。机构内部部门的自查、自纠,各管理部门及院领导的内部质量督查对养老机构的服务质量改进与提升有更大的作用和意义。

1. **管理内容**　养老机构内部的管理内容主要包括护理质量、医疗服务、膳食、财务、后勤五个方面的监督。

(1)护理质量管理:依据养老护理员操作流程、服务质量标准从老年人生活、康复、心理、临床、安全护理状况,服务场所是否清洁卫生、护理交接班和交接班记录是否规范等方面进行检查评估。例如:老年人的晨晚间、穿衣、饮食、服药、翻身、排泄、洗浴等护理操作是否规范、准确;对长期卧床、肢体瘫痪或活动不便的老年人是否按照康复护理要求定时协助进行主动和被动活动;发生压疮的老年人是否及时进行翻身、护理;对老年人是否有心理沟通,并评估效果、进行追踪;临床护理操作是否规范;有无安全隐患,"六防"(防火、防烫伤、防坠床、防跌倒、防走失、防盗)措施是否落实;楼层地面、老年人房间内墙壁、门窗、家电、家具等处清洁卫生状况,尤其要注意老年人室内有无异味及卫生间地面是否积水湿滑。

(2)医疗服务质量管理:依据卫生部门规定的医疗机构管理办法和临床诊疗规范标准对养老机构的医务人员的行医资质、诊疗操作和效果进行检查评估。

(3)膳食服务质量管理:依据食品卫生管理标准对养老机构的膳食服务人员的职业资格、健康证明、个人卫生和着装、餐厅卫生,食品采购、制作、加工和储存,食堂账务进行检查评估。

（4）财务管理：依据财务工作管理条例及会计法标准对账务、现金、支票、固定及捐赠资金的使用情况进行监督评估。

（5）后勤服务质量管理：依据有关规章制度对物资采购、设备维修及车辆使用等方面进行检查监控。

2. **管理方法**　养老机构内部部门的服务质量自查、自纠是最常见、最有效的监管办法。及时、有效的自查、自纠可促进服务质量的不断改进。院领导、各管理部门的不定期或定期检查能够及时发现服务问题，督促整改措施。加强部门和员工考核，考核结果与部门奖金、员工聘用、工资分配、评先挂钩等方法可有效促进员工主动提高服务质量的积极性。也可以借助老年人和亲属监督，通过设置投诉电话、邮箱、意见箱等方式公开、自觉地接受老年人和亲属监督。

二、养老机构院外质量监督

为保证养老机构依法合规经营，进一步提升服务质量，养老机构还需接受政府及社会对服务质量的监督。

民政、卫生防疫、医疗卫生、消防安全、环境保护和工商税务等政府相关职能部门是养老机构院外质量监督的监督主体。地方民政部门是养老机构的业务主管，也承担着养老机构申报、论证、审批、注册登记、经营管理及年度审查等行业监督工作的重任。此外，各省市相继成立了养老服务行业协会，政府将行业指导、自律及服务质量监督的部分职能移交于行业协会。因此，养老机构应积极加入行业协会，并接受协会的监督和指导。

养老机构为入住老年人的吃、穿、住、行、医等提供全方位服务。食品安全、环境卫生是机构内监管的重点，也是卫生防疫部门进行定期监督检查的重要方面。对发现的环境卫生、食品安全和疾病防范等方面问题，养老机构要制订整改措施，限期整改。卫生监督部门应反复进行核查，直至达标。为规范医疗服务的行为，避免医疗差错事故，卫生主管部门要在开展临床医疗服务的养老机构定期对医疗服务进行技术指导和监督。

人身安全是对养老机构的基本要求。由于部分养老机构设施老化、住养条件较差，所以，养老机构是消防安全部门的重点监督单位。消防部门应定期对老年人、工作人员进行消防安全知识和消防设施使用的培训，并查找隐患、制定整改措施，确保消防安全。

各地工商税收部门的财务审计监督纳入养老机构行业年度审查范畴。养老机构应自觉接受审计监督，如实汇报财务管理及经济运转情况，确保财务管理规范。

社会舆论和社会公众也对养老机构服务质量起到监督作用。通过政府及社会的院外监督，及时发现养老机构服务与管理的不足，可帮助养老机构规范服务标准，提升管理质量。

三、养老机构服务质量评价

由于所在地区、服务主体、兴办时间、规模大小等差异，各养老机构的服务管理水平差别较大，服务质量也参差不齐。为构建我国统一的养老服务质量标准和评价体系，2017 年民政部发布了国家标准《养老机构服务质量基本规范》，规定了基本服务项目、基本要求、管理要求和服务质量等养老机构的服务内容。这里主要结合《养老机构服务质量基本规范》标准介绍养老机构服务质量的评价与改进。

1.《养老机构服务质量基本规范》标准的主要内容 《养老机构服务质量基本规范》全文共有112条,除定义、术语和规范性引用文件外,对养老机构的服务质量共提出106条要求,包括基本要求、管理要求、服务项目与质量要求、服务评价与改进等内容。

(1)基本要求:对养老机构的服务资质提出依法获得相关许可、坚持依法营运的要求。

(2)管理要求:对养老机构的人力资源管理、服务管理、安全管理、环境及设施设备管理几个方面提出基本要求,为养老机构的服务质量管理提供支撑依据。

(3)服务项目与质量要求:明确了养老机构的出入院服务、膳食服务、生活照料服务、医疗与护理服务、洗涤服务、清洁卫生服务、安宁服务、精神/心理支持服务、文化娱乐服务9个方面服务项目的服务内容及质量要求。这是《基本规范》的核心内容。

(4)服务评价与改进:对养老机构服务质量的评价内容、评价方式及持续改进工作提出要求,为养老机构下一步开展服务质量的提升提供了有力指导。

2. 养老机构服务质量的评价与改进

(1)评价内容

1)结构质量:指机构提供服务的资源和能力,如人力资源、自然环境、设备设施、安全管理等。偏重于评价机构的投入情况。结构指标主要包括机构资质、人员资质、规章制度、环境设施、消防安全等指标。

2)过程质量:指提供服务的方式和过程,如工作职责、工作内容、工作流程、规范等。过程指标主要有人员培训、工作流程、生活照料、健康管理、社会心理支持、院感控制等指标。

3)结果质量:以服务使用者为中心,如住院老年人满意度、功能改变、成本效益等。结果指标主要包括满意度、质量考核、压疮、标准化建设等指标。

(2)评价流程:评估时要以全国养老机构管理系统为基础,参照养老院自评报告,兼顾养老机构的类型(图16-1,图16-2)。

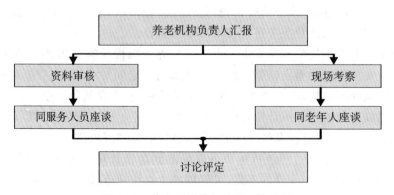

图16-1 养老机构服务质量评估流程

1)资料审核

核查养老机构的资质:如养老机构设立许可证、食品经营许可证、医疗机构执业许可证或合作协议书等。检查所有工作人员名单、职务、资质证明和专业证书是否符合要求及人数。

检查规章制度执行情况:如有无定期对护理员等进行业务培训、绩效考核。老年人在入院时是否进行评估,入院后有无定期评估。是否制订出入院制度;入住老年人是否都签署入住

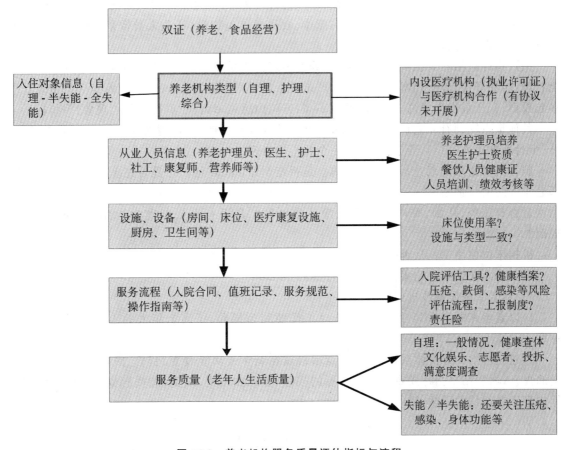

图 16-2　养老机构服务质量评估指标与流程

合同；入住老年人有无建立健康档案并定期进行记录；是否制订服务质量标准，是否定期了解入住老年人的满意度等。

　　2）现场考察：主要考察指标有居住面积、医疗、康复、娱乐设施；公共浴室、公共卫生间、接待室、餐厅等共同活动区设施是否完善；地面防滑、照明、呼叫装置、无障碍处理等；厨房、洗衣房、垃圾处理设施及物品是否完善；消防安全及特种设备日常维护记录；老年人房间有无异味、老年人一般状况等。

　　3）同服务人员座谈：主要包括以下问题：①需要照护多少老年人？②如何巡视老年人的房间？多久一次？晚间如何值班？③是否定期进行查体和功能评估？采用何种评估工具？④如何进行业务培训？培训内容和方法？⑤提醒老年人上厕所、洗澡等护理内容是否有护理计划？多久修订一次？⑥是否有老年人投诉你，为什么？⑦你和护理的老年人之间出现矛盾，你如何处理？⑧假如有老年人呕吐，如何处理？

　　4）同老年人座谈：主要包括以下问题：①平时有几名护理员进行照护？户外活动时间？②能得到哪些照护？是否帮助洗衣、洗澡、协助上厕所？③晚间是否有人值班？需要帮助时如何求助？④是否进行查体？多久查体一次？如何就医？⑤饮食如何？安全性如何？⑥对服务是否满意？最满意的地方和最不满意的地方。

5)评估报告:包括基本情况、基础性指标、提升性指标、关键指标及重点问题完成情况。

基本情况包括机构性质、类别、现有床位、收住老年人数量、从业人员数量及资质(养老护理员、护士、医生、其他专业人员)等。

关键指标包括养老机构设立许可证、养老护理员资质或培训、养老护理员/老年人比例、安全管理、居住环境、健康档案、定期查体、严重质量缺陷(①安全隐患;②老年人生活质量差;③多起投诉;④压疮发生率高;⑤跌倒发生率高;⑥院内感染率高;⑦虐待老年人现象)等指标。

其他重点问题有养老护理员同老年人的比例:养老护理员/自理老年人>1:6,养老护理员/半自理老年人>1:4,养老护理员/完全并不能自理老年人>1:3。

服务流程是否规范?是否入院评估?是否定期评估?评估指标是否完善?是否使用民政部老年人能力评估指标?

是否有压疮、跌倒、院内感染等风险评估制度?是否有上报制度?是否有护理流程或规范?

机构床位使用率?是否闲置?

是否为入住老年人购买保险?

(3)养老服务质量改进措施

1)以老年人的需求为导向,而不是以工作便利为导向,提高老年人的生活质量,增加满意度。

2)建立科学的评价体系,将评价重点项目放在老年人功能改变、营养、医疗、疼痛、生活质量的提升;增加结果指标及重要不良指标的权重,重视如压疮、跌倒、院内感染、非计划性入院等护理不良事件的预防、整改及持续改进。

四、本 节 小 结

养老护理员是养老服务的主要从业者,是养老服务体系的重要支撑力量,是改善家庭难题、缓和社会问题、推进社会和谐的主要力量。本节内容重点介绍了我国养老机构的服务质量监督与评价标准,希望通过本节内容的学习,护理员能够掌握养老机构的护理服务质量监督和评价标准,规范护理操作,提升护理质量。

 练一练

单选题

1. 养老机构内部的护理质量监督不包括(　　　)
   A. 老年人心理护理　　B. 老年人康复护理　　C. 老年人保健护理　　D. 老年人安全护理

2. 养老机构行业监督的主要部门是(　　　)
   A. 民政部门　　　　　B. 卫生部门　　　　　C. 消防部门　　　　　D. 防疫部门

3. 养老机构服务质量评估流程不包括(　　　)
   A. 资料审查　　　　　B. 现场考察　　　　　C. 同老年人座谈　　　　D. 同院长座谈

第三节　养老机构信息化管理

【案例导入】　养老机构如何通过"互联网＋"展现自身良好服务特色,提高机构的影响力?

【问题评估】　养老机构科学合理、结构完善、易于操作信息化管理系统的构建。

【工作思考】　护理员如何使用电子表格、信息化平台及智能终端硬件设备使护理更加规范、高效,让老年人安全、放心?

【工作与学习目标】

1. 在养老机构推行信息化管理的目的与意义。

2. 掌握养老机构信息化、表格化综合管理系统的实施要点及操作。

一、养老机构信息化管理概述

1. 信息化管理　信息化管理是以信息化带动管理、工业和产业现代化的过程。随着我国人口老龄化日趋加剧,养老机构逐渐成为老年人养老选择的重要方式,养老服务事业面临着史无前例的发展机会与挑战。结合现代科技设施开展信息化管理,可降低养老机构经营成本、提升服务效率,实现决策科学、管理规范、服务亲情的质量目标,是促进养老机构可持续发展的必然趋势。

2. 养老机构信息化基本元素　智能硬件、系统软件、大数据服务、增值服务是构成养老机构信息化管理的基本元素。

(1)智能硬件:优质的硬件设施是养老机构搭建信息化管理平台的基础。最主要的基础硬件是计算机,包括相关的外接设备服务器、打印机等。在养老机构内部的关键位置可安装摄像头,利于老年人实时照看。除了基础的硬件设施,可酌情安装一些可提高服务质量的智能硬件。例如:全自动翻身拍背床可设置间隔时间,定时为失能老年人进行翻身、拍背;智能床垫可防压疮,装置有生命体征监测系统,能够检测呼吸、心跳,并对生命体征、离床或活动时间进行统计,并可备有呼叫提示;蓝牙血糖仪、血压计等健康监测设备可通过手机 APP 操作并进行信息记录、保存;尿湿感应器在失能老年人尿湿时可及时通知护理员更换纸尿裤或衣物;在老年人的床头贴二维码标签,护理员每次完成护理操作后可扫码记录服务等。随着科技和物联网技术的发展,功能越来越完善的智能设备将进入养老机构,为老年人提供更好的服务。

(2)养老系统软件:养老系统软件从基础支撑平台、基础数据库、信息化管理和公众养老服务四个方面构建养老服务的软件平台。

1)基础支撑平台提供信息支撑,包括有统一身份管理系统、分析和决策支持系统及公共数据交换平台等。

2)基础数据库提供基础数据支持,包括入住老年人、养老机构、养老服务工作人员的基本信息数据。

3)信息化管理是养老服务系统的主要业务平台,包括老年人能力评估、专业队伍培训、服务质量管理、养老机构等级评估、机构年检审核查询等系统。

4)公众养老服务是养老机构服务的延伸,包括信息公开、投诉管理、服务产品推介、网上预订等系统。

此外,养老管理软件还包括养老院微信公众号、网站等网络推广平台,通过网络将养老机构的服务特色、床位等信息进行实时更新,扩大养老机构的服务宣传。

(3)大数据服务:大数据服务即为数据挖掘。采用信息化管理系统,入住老年人的相关信息进行统计并分类管理。通过对相关信息的有效挖掘整理,养老机构可以了解每位老年人的身体状况、饮食、性格、爱好等,进而为老年人提供个性化服务。同时,医护人员可通过网络及终端设备对入住老年人的基本信息、病历、检查结果、医嘱、医嘱执行时间、病情观察、记录等信息进行集中汇总监控,实现移动医护保健。

(4)增值服务:云平台可连接线下养老机构及健康管理机构的数据,发挥互联网在资源配置中的集成和优化作用。例如:信息预警系统可以设定危机值,测量的生命体征(脉搏、血压等)异常时以短信或信息通知自动发送给联系人(家人或监护人),以便及时采取对应措施。跌倒报警系统可对老年人的身体状况进行实时监测,如果检测到老年人跌倒会立即向监控中心发送报警信息,护理人员可语音询问情况并及时救助;还可兼具报警功能,在老年人有紧急需要或身体不适时按键与服务人员联系,及时得到帮助。主动关怀系统采用有声短信的形式为老年人提供用药提醒、活动通知、天气预报、生日祝福、保健养生等全方位的关怀服务。远程查看系统便于亲属随时查看视频监控,了解老年人的健康资料、位置跟踪等。

二、养老机构信息化实施

1. 信息化平台选择要点　养老机构的信息化平台是一个综合性集成系统,构建选择时应着重考虑可扩展性和兼容性,便于系统更新升级,不断进行完善与改进。信息化平台构建时应考虑以下方面。

(1)安全性:信息化平台选用的设备和技术既要安全无害、低噪声、无污染,又应在遇到停电、死机、非法入侵、病毒等异常情况时兼具备份功能,避免信息丢失,确保系统正常运行。

(2)可维护、可管理性:具有丰富的测试诊断手段,提供系统状态和警示信息查询。

(3)高效性:系统反应速度快,操作系统实用、简单。

(4)先进性:考虑信息化发展趋势,所选用的设备和技术应处于同行业中领先地位。

2. 养老机构信息化员工培训　为了确保顺利实施养老机构信息化管理,应组织所有员工进行培训。考虑各岗位信息化平台系统功能使用差异,应对员工进行分组培训。例如:护理员和财务管理员所做的工作内容不一样,因此,对护理员和财务管理员需要分开培训。

三、表格化管理概述

1. 表格的定义、类型、用途及设计要点　表格是表示、记录数据或文字的信息框,可分为纸质表格和电子表格。电子表格信息传输、保存等更加便捷方便。

养老机构常用的管理表格,多用于各种记录、登记、评估、申请、统计、考核、报表、报告等用途。

表格设计时应考虑以下几个方面。

（1）一个表格对应一个主题，比如：在入住登记表中，不但要了解入住老年人的基本信息（姓名、年龄、性别、政治面貌、文化程度、住址、联系电话、医保类型、配偶、子女情况、原职务、原工作单位、经济来源等），还要掌握老年人的健康状况、入住原因、患病情况、特殊爱好及担保人的姓名、联系电话、住址等。如未统计一个或多个信息，不仅为判定是否符合入住带来困难，也为后续管理与服务增加风险。

（2）表格要反映服务质量、工作状况及管理水平。

（3）表格应文字简练、易懂，便于操作、理解和执行。

（4）以实际工作需要为出发点，以标准化、规范化管理为目的，以管理规范、服务标准为依据设计表格。

2. **表格化管理**　表格化管理是用表格进行管理的一种方式，是养老机构信息化管理的主要辅助手段。完善管理制度、提高工作人员素质是实施表格化管理的重要基础。表格化管理以指标、数据和事实为依据特点，可以细化岗位与部门职责，确保规范、标准化管理，使机构考核、评价工作更加公开、公平及公正。

实施表格化管理时应注意以下事项：实施表格化管理最难的是坚持，这是规范信息化管理的必需；应加强对工作人员进行"为什么进行表格化管理、如何填好表格"的培训，确保工作人员掌握管理表格的填写要求与方法，提高填写质量；管理人员应加强监督，确保表格信息的真实性；要善于从管理表格中及时发现和解决生产、经营、服务与管理中的问题，持续改进管理质量。

3. **养老机构常用管理表格类型**　按照养老机构管理系统可将管理表格划分为业务管理、行政管理和后勤管理三类表格。

（1）业务管理表格：业务管理表格主要包括老年人管理表、护理记录表、生活护理表、医疗服务表，康复护理记录表和心理护理表等。例如：入住老年人登记表、体检表、入住协议、老年人护理等级评定及变更表、护理评估表、老年人生活护理表、护理交接班记录表、口腔护理记录表、翻身和压疮护理记录表、病例（包括长期和临时医嘱单、护理记录、病程记录、报告单等）、个体和群体康复训练表、心理评估和护理表等。

（2）行政管理表格：行政管理表格主要包括行政事务管理表、人事管理表、计划统计报表和财务管理表四类。例如：行政值班记录表、会议记录表、行政查房记录表、满意度调查表、工作人员登记表、工作人员考勤表、各类教育培训登记表、员工考核评价表、机构年审表、财务预算表、固定资产登记表、报账表、财务账目表等。

（3）后勤管理表格：后勤管理表格主要包括日常物品的采购、储存、登记、领取记录表，食堂卫生检查表，水电、能源、设备等检查维修表，车辆、绿化、保洁记录表等。

四、本节小结

信息化系统让老年人、养老机构、家属三方实时互通信息，有效提高了养老机构服务的可信度及透明度，为养老机构在激烈的市场竞争中提供有力的优势。本节内容重点介绍了我国养老机构的信息化与表格化管理，希望通过本节内容的学习，护理员能够掌握养老机构信息化、表格化管理系统的实施要点，让护理工作更加高效、规范，确保为每位老年人提供高水平、高质量的护理服务。

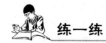 **练一练**

单选题

1. 装置有生命体征监测系统,能够检测呼吸、心跳,并对生命体征、离床或活动时间进行统计是( )
    A. 智能床垫　　　B. 跌倒报警系统　　　C. 信息预警系统　　　D. 主动关怀系统

2. 养老机构表格设计原则不包括( )
    A. 简单　　　　　　B. 明白　　　　　　C. 实用　　　　　　D. 量化

3. 养老机构信息化基本元素是( )
    A. 智能硬件　　　B. 网上服务　　　　C. 系统软件　　　　D. 大数据服务

（赵　森　靳岩鹏）

参考答案

练一练

第1章　养老护理员职业认识与法律法规

第一节　职业要求及职责
1. D　2. B　3. D

第二节　沟通技巧
1. √　2. ×　3. √

第三节　护理院(站)、护理中心、医养结合机构等相关规章制度
1. √　2. ×　3. √

第四节　《中华人民共和国老年人权益保障法》和《中华人民共和国劳动合同法》的相关知识
1. A　2. B

第2章　养老护理员职业安全防护

第一节　清洁消毒
1. A　2. B

第二节　基本防护
1. B　2. D

第三节　医疗垃圾处理
1. A　2. C

第四节　职业防护
1. A　2. B

第3章　老年人的身心特点

第一节　心理特点
1. A　2. B　3. C

第二节　生理特点
1. A　2. B　3. C　4. C　5. B

第三节　护理特点
1. A　2. B

第4章　老年人安全隐患的认知和照护

第一节　误吸的照护和安全防护
1. (1)C　(2)A　2. (1)×　(2)×

第二节　压力性损伤的认知与防范
1. (1)C　(2)C　2. (1)×　(2)×

第三节　疼痛的照护和安全防护

1. B　2. B　3. ABCDE

第四节　烫伤的认知与防范
1. (1)A　(2)B　2. (1)×　(2)√

第5章　老年人常见疾病的护理知识及照护要求

第一节　坠积性肺炎
1. A　2. D　3. A

第二节　老年性高血压
1. C　2. D　3. B　4. C

第三节　冠心病
1. C　2. A　3. B　4. D　5. D

第四节　糖尿病
1. B　2. C　3. B

第五节　慢性支气管炎
1. C　2. C　3. A

第6章　老年人用药护理

第一节　使用西药的护理
1. D　2. A　3. D

第二节　使用中药的护理
1. C　2. D　3. C

第三节　老年人常见疾病使用药物的注意事项及方法
1. A　2. C　3. D

第四节　特殊部位用药护理
1. AC　2. CD

第7章　老年人饮食照料

第二节　协助老年人进食
1. (1)C　(2)A　2. (1)√　(2)√

3. 询问患者及同室患者是否需要如厕或使用便器,以免进餐时不良气味影响患者的食欲。

第8章　老年人排泄和压疮照料

第一节　异常排泄
1. D　2. C　3. C